Le Sexe selon Maïa

Les articles réunis dans cet ouvrage ont été publiés pour la première fois
dans l'application La Matinale du *Monde* et lemonde.fr.

Maïa
Mazaurette

Le Sexe selon Maïa

Au-delà des idées reçues

Illustrations
de Charlotte Molas

Éditions
de La Martinière

III NOS HABITUDES CULTURELLES 116

IV NOS IDÉAUX 166

PROLOGUE

Comment peut-on être sexperte ? J'exerce ce métier depuis maintenant quinze ans, mais les trois cents premières fois que j'ai entendu ce mot, j'ai sursauté. Experte, ça faisait un peu peur. Et puis ça semblait terriblement sérieux. Pourtant, à un moment, après plusieurs milliers d'articles (ceci n'est pas une exagération), j'ai arrêté de rectifier mes interlocuteurs. De même que j'ai arrêté d'expliquer en quoi chroniquer les sexualités constituait un boulot aussi légitime que chroniquer le sport ou la politique (d'ailleurs nos sexualités ne manquent ni de sport ni de politique).

Alors, comment peut-on être sexperte ? Ne sommes-nous pas toutes et tous experts en sexualité – au moins la nôtre ? C'est précisément là que se joue le nerf de la guerre : même si le métier de chroniqueuse implique de parler depuis un point de vue spécifique, ce point de vue ne peut absolument pas engager sa vie personnelle. Au contraire, même. D'où un paradoxe amusant : une sexperte sera constamment renvoyée à son vécu ou à son apparence (selon les jours, on sera perçue comme hétéro, lesbienne, jeune, vieille, française, américaine, frustrée, comblée) – et pourtant, une sexperte ne parle jamais d'elle-même (si ça se trouve, je suis une Ouzbèke pansexuelle aromantique de 94 ans).

On devient sexperte avec sa subjectivité, à condition de l'appliquer à des données aussi objectives que possible. Exactement comme un critique gastronomique a son goût, ses dégoûts, sa vision, mais doit savoir mettre de côté ses préférences pour que les gens sachent, bon sang de bois, si ce menu-dégustation à 89 euros hors taxes vaut la peine d'attendre quatre heures sous la pluie.

Pour écrire les chroniques du *Monde* (et les autres), je lis beaucoup de littérature académique, et beaucoup d'essais. Quand j'en ai assez des polices de caractère minuscules et des variables statistiques, je vais au musée. Ou au parc. Certains collègues font la fête en club libertin, ou réclament des témoignages, ou s'intéressent aux *people*, ou se consacrent aux aspects médicaux, ou organisent des festivals, ou s'appuient sur leur pratique de la sexologie… Toutes les approches sont possibles, toutes sont complémentaires. Rien ne ressemble moins à une sexperte qu'une autre sexperte (je féminise, nous sommes plutôt des femmes – et nous nous entraidons souvent).

Des données objectives, donc. Est-ce seulement possible ? Oui et non. Oui, parce que la recherche scientifique et sociologique publie régulièrement non seulement des études, mais des méta-analyses, portant sur des cohortes de milliers de personnes. Non, parce que les études souffrent des réponses pas toujours franches des répondants, et des biais des chercheurs. Oui, parce que plus nous lisons d'articles consacrés à la sexualité, plus nous serons à l'aise quand nous serons nous-mêmes interrogés par des sondeurs. Non, parce que notre inconscient nous trahit, et que nous ne sommes pas toujours lucides sur nos désirs – ni même sur nos pratiques. On ne peut pas tout savoir sur le sexe. Mais on peut savoir des choses. Beaucoup de choses. Nous ne sommes absolument pas au royaume de l'irrationnel ou de l'invention. Nous n'avons aucune raison de céder aux sirènes de l'ignorance, du relativisme ou du cynisme.

Certaines tendances pourront nous surprendre, nous amuser, nous agacer. Parfois, on n'en croit pas nos yeux. Parfois, on s'ennuie. Mais c'est tout l'intérêt d'observer et de décortiquer les autres : si tout le monde avait une vie sexuelle qui ressemble à la mienne, je n'aurais plus rien à écrire. Je ne suis pas sûre d'avoir envie de vivre dans un univers moulé sur mes propres codes. Ce qui entraîne une conséquence imparable : en écrivant mes chroniques, je n'ai pas particulièrement besoin d'avoir raison. Je n'ai pas besoin que vous soyez d'accord avec moi.

À ce titre, vous êtes collaboratrice, collaborateur, de cette compilation. Je propose ma vision. Vous complétez avec la vôtre, qui peut être diamétralement opposée. Je suis sexperte, pas gourou. Je ne possède aucune vérité transcendantale sur le « bon sexe » – mais j'ai une idée précise de ce que recouvre mon idéal. Je ne sais pas comment sauver le monde – mais je vous expliquerai quand même comment vous y prendre. Je ne suis pas sexologue – mais je peux être extrêmement technique.

Parce que je suis sexperte, et pas gourou, ceci est une conversation. Procédons, voulez-vous ?

I

NOS CORPS

Publié le 11 novembre 2018

Beau ou laid, aimer notre sexe est une question d'éthique

Vous l'avez certainement entendu mille fois, « les pénis sont objectivement moches ». Les défenseurs de ce jugement esthétique ne souffrent aucune contestation. Mais si l'on parle d'une excroissance surmontant deux formes vaguement sphériques, en quoi le pénis est-il différent d'un nez ? Les replis d'une vulve ne rappellent-ils pas une oreille ? Le mouvement *body positive* aura du pain sur la planche quand il s'étendra à nos intimités constamment renvoyées au comique ou au pathétique. À quand les hashtags #balancetavulve ou #vergederêve ?

En l'occurrence, il y a des beaux sexes. Et même des concours de beaux sexes. En 2015, des internautes élisaient la plus belle vulve et le plus beau scrotum, avant de se tourner en 2017 vers le plus bel anus (rappel express pour les cancres en anatomie : le vagin se situe à l'intérieur du corps ; en l'absence d'un spéculum et de quatorze lampes 400 watts, il est invisible.) Concernant les résultats, l'analyse des votes a montré une préférence pour les vulves douces aux petites lèvres ne dépassant pas, et pour les bourses rondelettes, peu striées, situées juste sous le pénis.

S'il n'existe aucun championnat mondial officiel du plus beau pénis, c'est parce que le promoteur des autres compétitions a pensé que tout le monde aurait les mêmes préférences. Ce qui se discute. Une étude suisse publiée en 2015 dans le *Journal of Sexual Medicine* montrait que les femmes apprécient, dans l'ordre, l'apparence cosmétique générale du membre, puis sa pilosité, sa peau, sa circonférence, la forme de son gland, la longueur de la hampe, l'apparence des testicules, et enfin la position du méat (notez le sens du détail)[1].

Paradoxe

Par ailleurs, si tous les sexes étaient moches, on se demande par quel miracle nous aurions des complexes à ce sujet : la laideur aurait une fonction égalisatrice. Sans espoir d'atteindre une quelconque désirabilité, personne ne se ferait rallonger le pénis ou retailler la vulve. Personne ne dépenserait de fortunes en crèmes et autres colorants intimes. Et pourtant !

La chirurgie esthétique et le consumérisme révèlent des insécurités semblables à celles qui tyrannisent le reste de notre corps : une suspicion envers le gras, le poil et la ride – correspondant à notre grossophobie, à notre mépris pour l'animalité, à notre terreur de vieillir. Mais aussi, de manière plus surprenante, à notre mépris du charnel.

Car s'il fallait vraiment entrer dans le moule du sexe commercialement valable, bonjour tristesse, et rhabillons *L'Origine du monde* ! Il ne resterait au menu qu'un sexe taille unique, épuré, aux allures de dessin d'enfant : une vulve plate façon poupée, un pénis plus plastique qu'un joystick. Des sexes sans amplitude ni diversité, souples mais secs, colorés mais glacés, éloignés autant que possible non seulement de ce qu'est un sexe, mais surtout, de ce à quoi sert un sexe. Le ressenti (nerveux) et le paraître (épidermique) atteignent ici leur ultime schisme : plus le sexe est (perçu comme) beau, moins il est fonctionnel. Plus on inspire le désir sexuel, moins on peut s'y livrer. Admettez que c'est embêtant.

Mais si l'on parle d'une excroissance surmontant deux formes vaguement sphériques, en quoi le pénis est-il différent d'un nez ?

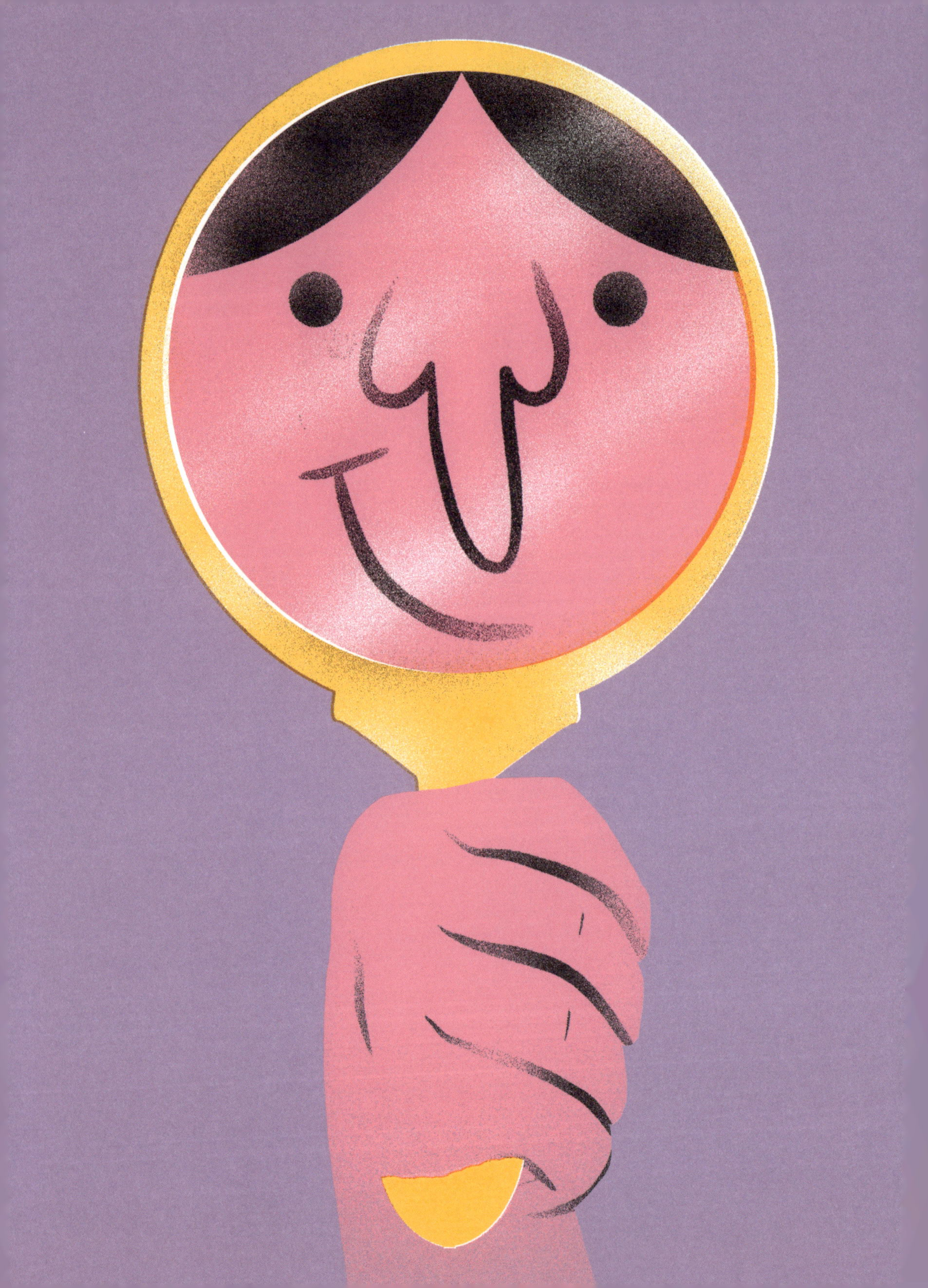

Ce paradoxe doit cependant être nuancé par une différence fondamentale entre les canons esthétiques appliqués (ou déniés) aux sexes. Le beau pénis en effet engage un imaginaire de la puissance en action : largeur, longueur, solidité (les pénis dans leur état le plus courant, c'est-à-dire flaccides, sont littéralement hors concours). La belle verge est enviable parce qu'elle sert beaucoup : elle incarne à la fois un argument de séduction, de performance et de reproduction… au contraire d'une vulve idéale étroite, d'autant plus désirable qu'elle a peu servi. Le pénis ultrafonctionnel est beau. La vulve ultrafonctionnelle est constamment accusée de se distendre, au point d'être comparée avec un sandwich au jambon. La classe.

Boucle de la honte intériorisée

En attendant le grand soir (et l'éradication de nos deux poids, deux mesures sexistes), les beaux sexes restent perçus comme exceptionnels, et sont volontiers soupçonnés d'irréalisme (« on nous ment »). Le corps réel, lui, serait laid. Toujours laid. Le côté catégorique de ce jugement interpelle. Et si notre dégoût n'était pas seulement culturel ? Et s'il venait des tripes ?

Selon certains travaux, notre aversion aurait en effet des origines évolutives : elle nous permettrait d'échapper aux infections. D'où une méfiance pour un bas-ventre trop odorant, trop incontrôlable, trop proche des zones de miction et d'excrétion, victime et coupable de trop d'écoulements. Dans ce paradigme, notre hygiénisme contemporain ne serait qu'un retour aux sources – une manière pas absurde de sélectionner nos partenaires sexuels.

Et d'ailleurs, pourquoi faudrait-il trouver tout beau, tout le temps ? Si notre libido fonctionne malgré cette mocheté génitale, pourquoi la contester ? Eh bien, le problème est que ça ne s'arrête pas là. Nous savons depuis les travaux du sociologue Jean-François Amadieu[2] que nous maltraitons les personnes perçues comme laides : nous les sous-payons, nous les envoyons plus souvent en prison, nous manquons d'empathie à leur égard. Nous les associons au Mal, comme le démontrait Umberto Eco dans son *Histoire de la laideur*[3].

La boucle de la honte intériorisée et des tabous religieux s'enclenche : si le sexe constitue une activité fondamentalement mauvaise, la laideur des organes génitaux en est une confirmation physique. L'amour (qui sublime) serait inconciliable avec son expression charnelle (qui dégrade). L'amour chaste devient seul légitime : l'amant (et le corps social) détournera les yeux plutôt que d'embrasser du regard. Amen au concept d'obscène ! Le mépris des parties « basses » peut se répandre.

Acceptation de soi

Malheureusement, ce mépris a des conséquences concrètes. Selon une étude de 2010, les femmes qui détestent leur vulve sont aussi plus préoccupées pendant les rapports sexuels, bénéficient d'une moindre estime sexuelle, et rapportent moins de satisfaction au lit[4]. Comment respecter sa propre intégrité quand on se trouve dégoûtant(e) ? Et quand ce dégoût est présenté comme une évidence inflexible ? Dans son

La vulve ultrafonctionnelle est constamment accusée de se distendre, au point d'être comparée avec un sandwich au jambon.

Selon certains travaux, notre aversion aurait en effet des origines évolutives : elle nous permettrait d'échapper aux infections.

roman *Baise-moi*, une des héroïnes de Virginie Despentes déclare : « Ma chatte, je peux pas empêcher les connards d'y entrer et j'y ai rien laissé de précieux. » On pourrait retourner la sentence : « Parce que mon sexe n'est pas précieux, on se moque bien de qui y entre. »

En l'occurrence, les femmes ont largement fait entendre qu'il était temps que leur sexe (re)devienne précieux. Cela ne passe pas forcément par la beauté, mais l'acceptation de soi fait partie de la boîte à outils. Le sujet n'est pas moins pertinent pour les hommes : entre deux métaphores porcines, un peu d'auto-indulgence ne ferait pas de mal. La question de la beauté des sexes cesse alors d'être une triviale question de narcissisme ou de voyeurisme : impossible de respecter les corps et les sexualités sans respecter les sexes eux-mêmes, sans réapprendre à les voir. Plus d'esthétique, c'est plus d'éthique, plus de plaisir, et plus de bonne humeur. Personnellement, je vous trouve très beaux.

1 Norma Katharina Ruppen-Greeff, Daniel M. Weber, Rita Gobet et Markus A. Landolt, « What is a Good Looking Penis? How Women Rate the Penile Appearance of Men with Surgically Corrected Hypospadias », *Journal of Sexual Medicine*, vol. 12, n° 8, août 2015, p. 1737-1745.

2 Voir, notamment, Jean-François Amadieu, *Le Poids des apparences. Beauté, amour et gloire*, Odile Jacob, 2002.

3 Umberto Eco, *Histoire de la laideur*, Flammarion, 2007.

4 Vanessa R. Schick, Sarah K. Calabrese, Brandi N. Rima et Alyssa N. Zucker, « Genital Appearance Dissatisfaction: Implications for Women's Genital Image Self-Consciousness, Sexual Esteem, Sexual Satisfaction, and Sexual Risk », *Psychology of Women Quarterly*, vol. 34, n° 3, septembre 2010, p. 394-404.

Publié le 12 mars 2017

Le vagin parfait est-il souhaitable, et pour qui ?

LES BEAUX JOURS reviennent et avec eux, nos rêves *extra small* : lectrices, allez-vous perdre trois kilos avant l'été… ou trois centimètres, là, en bas ? Voilà des années que la tendance se confirme et que la chirurgie esthétique de l'intime étend son bistouri.

Aux États-Unis, plus de douze mille femmes ont taillé dans le gras en 2016, contre cinq mille trois ans plus tôt – une augmentation constante, à deux chiffres, chaque année. Il n'est évidemment pas question de mettre toutes les clientes dans le même panier condescendant – celui des stupides victimes de la tendance. Certaines peuvent effectivement être gênées dans leurs mouvements. Mais, tout de même, quelque chose se joue là de perturbant. Les chirurgiens proposent des choix aussi divers que folkloriques : réduction des lèvres, certes, mais aussi blanchiment (car la vulve idéale est, tiens donc !, pâle) ou amplification du point G.

L'industrie de la cosmétique ne manque pas d'imagination : il y a deux ans, l'actrice Gwyneth Paltrow suggérait de traiter nos vagins grâce à des bains de vapeur. À Manchester, un spa offre des traitements au nitrogène liquide destinés à raffermir et rajeunir ces chairs-là. À Toronto, enfin, un institut de beauté propose un « vajacial » pour faire scintiller sa peau après une épilation intégrale.

À Toronto, enfin, un institut de beauté propose un « vajacial » pour faire scintiller sa peau après une épilation intégrale.

Manipulation médiatique

Que cherchent les clientes, du moins celles pour qui la procédure est purement esthétique ? Une forme de normalité, mais sans point de comparaison raisonnable. D'habitude, nos pairs fixent la norme : notre groupe d'amis ou de connaissances. Avec comme contre-repère ce qui nous tombe sous les yeux : malheureusement, il a été prouvé, et à répétition, que les femmes exposées à des silhouettes irréalistes (typiquement celles des magazines) écopent d'une mauvaise estime et d'un sentiment de malaise pouvant aller jusqu'à la dépression. Ces effets commencent à se faire sentir dès que les petites filles atteignent l'âge de 7 ans.

Les zones génitales ne sont pas épargnées par la manipulation médiatique, de la pornographie à la photo de mode où le maillot de bain ne laisse paraître ni pilosité ni volume – le sexe féminin apparaît comme lisse et plat (quand il ne l'est pas, on appelle le relief de la fente un « pied de chameau »).

Mais, dans le cas des parties intimes, les femmes ne peuvent pas compenser le matraquage par une comparaison avec leurs pairs. Nous ne sommes pas en Scandinavie pour partager des saunas nues avec nos amies. Nous n'urinons pas publiquement comme dans les pissotières. Les vestiaires sportifs ou les douches collectives ne sont pas systématiques, et la norme sociale veut qu'on ne regarde pas – même en jetant quelques coups d'œil, encore faudrait-il que notre camarade de musculation ait la gentillesse d'écarter les jambes pile à ce moment-là.

Vulves minuscules

Rien ne balance le regard médiatique, et quand on se demande en ligne quelle est la vulve parfaite, on en trouve des versions si peu charnues qu'elles en deviennent vegan.

Ainsi a-t-on vu apparaître en ligne un championnat du monde du sexe féminin idéal (avis aux candidates : à peine 500 dollars sont à gagner – pas de quoi couvrir les frais d'une chirurgie plastique, qui fluctuent de 2 500 à 6 000 dollars).

Les cinquante premiers résultats présentent des vulves minuscules, qui pourraient toutes appartenir à une seule et même personne. Il faudrait plutôt les appeler des fentes que des vulves : pas grand-chose à se mettre sous la dent ! On pourrait se demander pourquoi les internautes votent pour ces profils étroits – après tout, la pornographie ne manque pas de niches ou de mots-clés destinés aux adeptes de sexes poilus, gonflés, débordants de chair. À mon avis, deux explications se conjuguent. D'abord la prophétie autoréalisatrice : comment des internautes ayant grandi sous le règne de vulves miniatures pourraient-ils développer le goût de formats plus conséquents ? Deuxièmement, le miracle du contraste : en comparaison avec ces petites choses fragiles, même l'homme le moins bien doté par la nature passera pour un fringant rhinocéros. La petite vulve est rassurante. Elle ne fera de mal à personne et, avec un peu de chance, elle n'aura pas de dents.

La petite vulve est rassurante. Elle ne fera de mal à personne et, avec un peu de chance, elle n'aura pas de dents.

La normalité n'est jamais représentée

Il existe donc, dans l'espace médiatique, un modèle de sexe féminin qui occupe 99 % de l'espace – et tout autour de cet espace médiatique, un silence assourdissant, un aveuglement surprenant dans une société avide d'images. Au point qu'en France, le site Vagina Guerilla s'est emparé du problème[1]. Leur manifeste : « Dessiner un zizi sur un mur ou un bout de papier est un geste quasiment inné chez tout un chacun. Pourquoi la représentation de la vulve n'aurait-elle pas droit de cité, elle aussi, sur nos murs ? » De fait, il existe des sites dédiés aux différentes morphologies[2], mais ils sont finalement peu connus, et encore faudrait-il les chercher – alors que la pornographie et les publicités nous sont servies sur un plateau d'argent, même quand nous n'avons pas forcément envie de voir.

Avec pour résultat la situation actuelle : une femme un peu anxieuse, n'ayant pas forcément les moyens ou l'envie de se renseigner, trouvera toujours son sexe bizarre, tout simplement parce que la normalité n'est jamais représentée (et l'on aurait du mal, tant les asymétries et variantes sont légion).

Or si les hommes sont censés, certes, désirer leur compagne dans leur entièreté, mais désirer aussi spécifiquement cette zone-là, alors rendre son sexe conforme devient une priorité – et même, poussons le bouchon, une stratégie de survie (car qui fera des enfants à un sexe « trop » charnu ?... misère de misère).

Dissociation

Ainsi la cliente potentielle anticipe-t-elle les attentes de ses futurs amants, à moins qu'elle ne cherche à récupérer l'attention d'un mari en chute de libido. La logique revient d'ailleurs au même : le sexe passe d'une zone destinée au ressenti, au plaisir, à un objet esthétique dont l'objectif premier est d'être regardé afin d'être désiré (contrairement à un homme qui peut agrandir son pénis non pour le rendre désirable mais pour en améliorer les performances, c'est-à-dire dans une optique de réappropriation).

Au lieu d'incarner son corps, la candidate au rétrécissement se projette dans la vision et l'appréciation d'une personne tierce. Elle se dissocie. Une fois encore, il ne s'agit pas d'abattre le seau du jugement sur des femmes déjà expertes en autojugement.

Mais il est important de se demander pourquoi c'est ce corps-là qui est désirable, pourquoi l'avis (supposé) d'un homme (parfois imaginaire) prime sur la réalité organique, pourquoi le paraître prime sur l'être – se demander pourquoi, dans le domaine du plaisir, l'apparence se retrouverait plus importante que la sensation ou conditionnerait la sensation. Cette situation n'est pas réellement souhaitable. Pour aucune des parties impliquées.

Dessiner un zizi sur un mur ou un bout de papier est un geste quasiment inné chez tout un chacun. Pourquoi la représentation de la vulve n'aurait-elle pas droit de cité, elle aussi, sur nos murs ?

1 vaginaguerilla.tictail.com
2 labialibrary.org.au pour observer des photos, ou thevulvagallery.com pour ceux qui préfèrent des dessins.

Publié le 4 mars 2018

Le pénis, objet de trop nombreux clichés

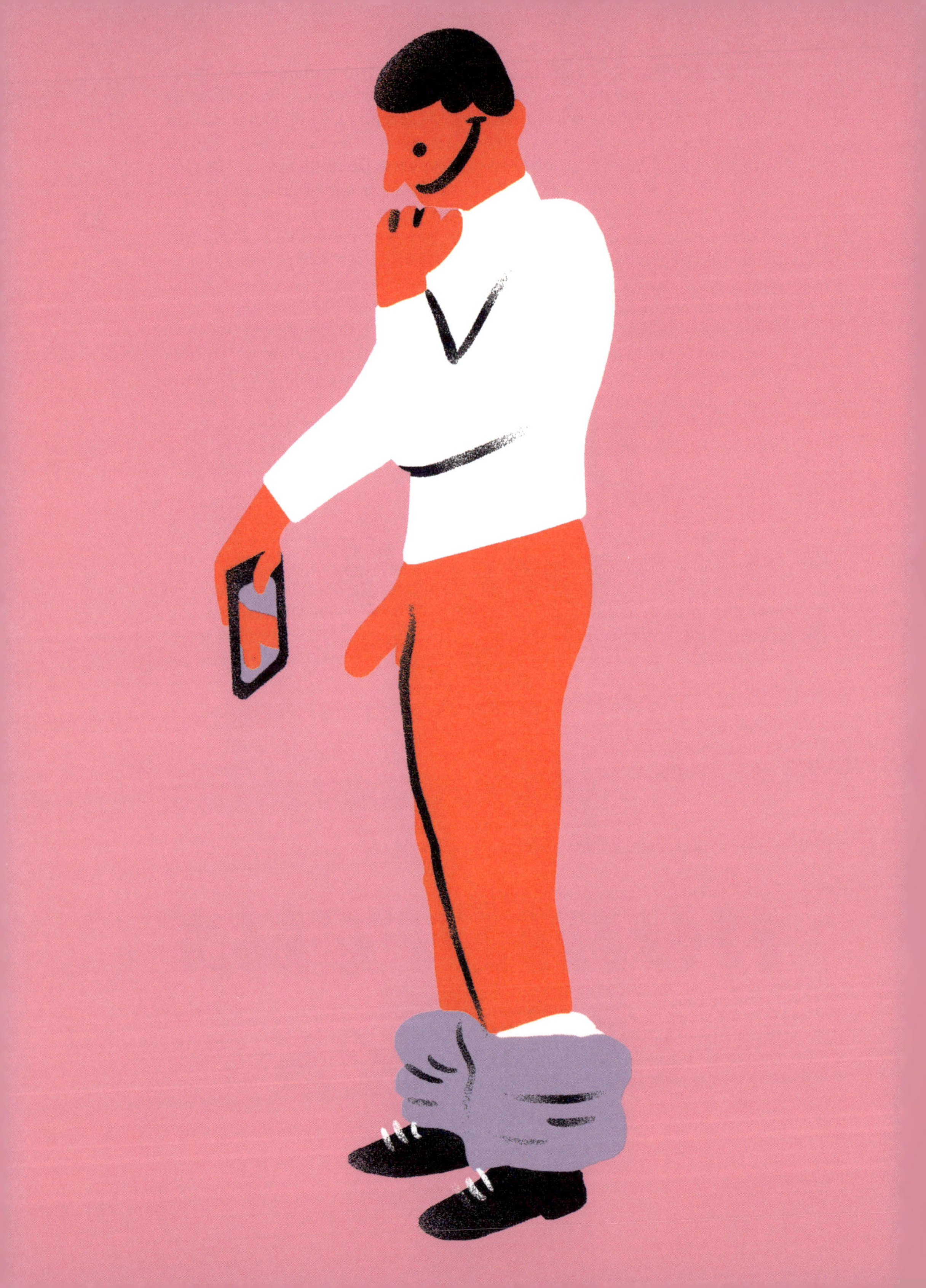

QUE SE PASSE-T-IL dans la tête d'un homme qui envoie la photo de son pénis à une inconnue, comme ça, sans présentation ? Serait-ce une manière contemporaine de faire connaissance, de savoir exactement à quoi s'attendre ? La *dick pic* (ça veut dire « photo de pénis » en anglais) est si fréquente qu'elle est devenue, littéralement, la norme. Selon un sondage YouGov rendu public en 2017, 53 % des jeunes femmes américaines ont déjà reçu ce genre de photos anatomiques. Les plus jeunes sont les plus touchées, mais un tiers des femmes entre 35 et 54 ans connaissent le problème… ainsi que 8 % des plus de 55 ans. Vous me direz, ce sont les États-Unis ; le grand écart entre puritanisme et pornographie rend la tension insoutenable, ces gens-là vendent des fusils à des enfants et mangent trop de toasts à l'avocat. Certes. Mais en France, la phrase d'accroche « coucou, tu veux voir ma bite ? » connaît aussi son petit succès (pardon pour l'emploi du mot d'oiseau). Selon l'Ifop, un quart des Français et un dixième des Françaises avaient reçu des photos d'autrui dans le plus simple appareil… il y a quatre ans. Je vous parie mon croissant que ce chiffre a considérablement augmenté. D'ailleurs, chez les moins de 35 ans, la *dick pic* avait atteint quatre hommes sur dix et une femme sur cinq.

Qui sont les envoyeurs ? En France, 12 % des hommes et 8 % des femmes plaidaient coupable, mais du côté des chiffres les plus récents, aux États-Unis et au Royaume-Uni, c'est un jeune homme sur quatre. Parmi ces derniers, 5 % admettent que personne ne leur avait rien demandé (ou seulement des questions sans rapport, comme le cours de la drachme). Cinq pour cent, c'est peu face à l'énormité des photos envoyées. De toute façon, si la moitié des jeunes femmes ont déjà reçu des pénis mais que seuls 22 % des hommes admettent en avoir envoyé, il y a forcément des forcenés.

Érotisation de la surprise

Qu'ont en tête les adeptes du pénis-surprise ? Certains sondeurs leur ont tout simplement posé la question. Était-ce un simple malentendu ? (« coucou, tu veux voir ma bête ? ma batte ? ma botte ? », admettez que ça prête à confusion…). Était-ce une manière de jouer son va-tout – de savoir si, oui ou non, le/la destinataire aurait envie de passer à des rapports sexuels ? Un peu, mais pas seulement. Plus de la moitié des hommes interrogés par YouGov qualifiaient en effet leurs photos de grossières, drôles ou ennuyeuses.

Ce côté potache tient du cliché culturel : les enfants dessinent des pénis sur les murs, les adultes font de leur vit une nature morte, « y a pas mort d'homme ». Les plus timides se tourneront vers le Dick Code, un site qui permet de sélectionner avec une grande précision les spécificités de son membre afin d'en faire partager les caractéristiques, sans passer par la case caméra. Les librairies et galeries d'art regorgent de compilations de dessins, d'illustrations ou de photos.

Dans les faits, la « potacherie » a des limites : l'envoi de *dick pic* n'est pas différent de l'exhibitionnisme – article 232-22 de votre code pénal favori, un an d'emprisonnement,

Ce côté potache tient du cliché culturel : les enfants dessinent des pénis sur les murs, les adultes font de leur vit une nature morte, « y a pas mort d'homme ».

Cette érotisation de la surprise se situe, au moins pour certains, dans le continuum de l'érotisation du non-consentement : le rapt, par l'œil, faute de « mieux ».

15 000 euros d'amende (à nuancer selon que vous tombez dans le harcèlement ou que la personne receveuse est mineure). La loi ne fait pas de différence entre l'exhibitionnisme public ou privé, tant que vous vous rendez visible de l'extérieur. Or, dans le cas d'une photo envoyée personnellement, la personne receveuse peut difficilement ne pas voir.

Partageur de pénis, pervers du métro, même combat ? Pas dans notre imaginaire collectif, qui pardonne d'autant plus au premier qu'il abhorre le second. Une indulgence qui s'explique peut-être autant par la fréquence des pénis reçus (on s'habitue) que par la fréquence du fantasme : 16 % des femmes et 23 % des hommes ont déjà rêvé de montrer tout ou partie de leur nudité dans un lieu public[1].

Revenons donc à nos explications. Parmi les femmes qui ont reçu des photos de pénis, 78 % d'entre elles ne l'avaient pas réclamé – et 69 % l'avaient réclamé (étant donné le volume des pénis envoyés et reçus, les deux cas ne s'excluent pas). C'est-à-dire que les envoyeurs ont plus tendance à s'exhiber devant des femmes qui ne le demandent pas. Cette érotisation de la surprise se situe, au moins pour certains, dans le continuum de l'érotisation du non-consentement : le rapt, par l'œil, faute de « mieux ».

Il est en effet indéniable, en parcourant l'actualité, qu'une frange de la population masculine a l'impression que les femmes contrôlent l'accès à la sexualité, voire s'en servent de monnaie d'échange, selon le rôle qui leur est traditionnellement dévolu de « gardiennes du temple » (« coucou, tu veux voir mon temple ? »). En envoyant une photo de pénis, l'homme frustré peut reprendre le pouvoir : « Tu ne coucheras peut-être pas avec moi, mais tu verras mon pénis quand même – je ne suis donc pas complètement à la merci de ton bon vouloir. » Rappelons, en paraphrasant Pascal Quignard, qu'à ses origines romaines l'incarnation du phallus passe par le *fascinus*, qui nous a donné le mot fascination. La victime est en état de stupeur – sidérée.

Effort de présentation

Au-delà de ces symboliques un tantinet extrêmes (la femelle captive de la vision du pénis ne ferait pas long feu en 2018), qu'en disent les receveuses ? Le jugement est cruel ! Parmi le trio de tête des adjectifs consacrés aux *dick pics*, les femmes citent dans l'ordre : dégueulasse, stupide et triste. Moins de 15 % trouvent les photos de pénis sexy ou plaisantes… contre 44 % des hommes. Un malentendu à l'ampleur confondante : pris dans sa conversation érotique, un prétendant peu expérimenté peut considérer son dévoilement comme séduisant, ou comme une marque de confiance, de vulnérabilité. Sans avoir conscience du matraquage que subissent les femmes et, bien sûr, sans faire attention aux formes, tant l'excitation se passe d'esthétique ou de qualité (les vendeurs d'andouillette font beaucoup plus d'efforts de mise en lumière et de choix de couleurs). Non seulement les receveuses n'ont pas toujours envie de voir des pénis, mais quand elles en voient, il n'est pas franchement décoratif. Pour rester polie.

Puisque l'envie du pénis constitue, statistiquement, une réalité masculine, mettons au moins les formes : les candidats demanderont avant d'envoyer (sous peine de faire de l'exhibition), se livreront à un effort de présentation même minimal... et s'assureront de la bienveillance de la receveuse. Car, au-delà du jugement social ou pénal, la *dick pic* constitue une parfaite prise au *revenge porn*. Si vous ne voulez pas finir menacé et extorqué, rappelez-vous de ne jamais envoyer un pénis, même sollicité, dans la même image que votre visage. Au risque de transformer un grand moment de partage en grand moment de solitude.

Parmi le trio de tête des adjectifs consacrés aux dick pics, les femmes citent dans l'ordre : dégueulasse, stupide et triste.

1 Voir Jessica Norwing, « Are Your Sexual Fantasies Normal? », businessinsider.com.au, 1er novembre 2014 (www.businessinsider.com.au/which-sexual-fantasies-are-normal-2014-10).

Publié le 25 février 2018

Les bourses, c'est la vie

ÇA NOUS PENDAIT au nez : à force de constamment répéter que les hommes ont une sexualité phallocentrée, les testicules se sont mués en cinquième roue du carrosse – dans le coffre, bien planqués, au cas où on crèverait sur l'autoroute du plaisir.

Pourquoi tant de négligence ? La peur de mal faire avant tout, c'est-à-dire la peur de faire mal. On nous a bien expliqué qu'on ne tapait pas sous la ceinture – leçon bien reçue... Mais peut-être pas au point de laisser la zone en friche. Ensuite, contrairement au pénis qui met tout le monde d'accord, la stimulation des testicules ne fait pas que des émules (un mini-sondage Twitter montre le même nombre d'archiconvaincus et d'archiréticents, allez donc retrouver vos petits dans cette histoire). On atteindra en outre rarement l'orgasme par ce seul moyen – cela vaut-il de sacrifier une zone érogène sur l'autel de la performance ?

Mentionnons enfin un certain embarras, voire une virilité contrariée : c'est mou, un scrotum, ça se recroqueville, ça n'est pas fringant. Nos représentations en font un machin plus rigolo que sérieux, plus dégoûtant qu'excitant (je vous invite à consulter les « mèmes » Internet consacrés au sujet : le *nutscaping*, qui consiste à prendre en photo ses noisettes devant un sublime paysage, ou les *truck nuts*, ces faux testicules destinés à être attachés à l'arrière d'un véhicule, le plus souvent sous la plaque d'immatriculation). La coucougnette sera *fun*, quitte à désexualiser une zone hautement érogène. Qui a parlé de se tirer une balle dans le pied quand on pose le pied sur les boules ?

Le cercle vicieux s'enclenche : à force de déconsidérer cette zone, on refuse d'apprendre à la connaître, et sans la connaître, on ne risque pas de générer des miracles.

Caleçons spéciaux qui bloquent les ondes Wi-Fi

Côté miracles, il y aurait pourtant de quoi faire : sauf pour une minorité de chatouilleux, la stimulation des testicules donne du plaisir. Elle permet de contrôler partiellement l'éjaculation, et de se faire une idée du moral des troupes : les testicules ont tendance à gonfler pendant la phase d'excitation, et se contractent juste avant l'éjaculation.

Avant de passer aux travaux pratiques, un point concernant l'entretien : ces dernières années ont vu le marketing testiculaire exploser dans la cour des miracles de notre Glorieux Marché Capitaliste (ahem). Vous trouverez ainsi des lingettes rafraîchissantes, lotions et autres savons déodorants, mais aussi des caleçons spéciaux qui bloquent les ondes Wi-Fi ou laissent respirer les parties intimes (oui, en 2018 les testicules respirent, c'est comme ça).

Les testicules se sont mués en cinquième roue du carrosse – dans le coffre, bien planqués, au cas où on crèverait sur l'autoroute du plaisir.

Dans les faits, votre gel douche habituel suffira. Oubliez seulement les slips et pantalons trop serrés, ainsi que les grosses chaleurs (mais sans doute vous rappelez-vous vos cours de biologie). On survit également très bien sans injecter dans son scrotum de la graisse, de l'eau saline, du Botox ou de l'air (car oui, ce sont des choses qui arrivent).

Les bornes de sécurité étant posées, comment donner du plaisir à son partenaire ? Eh bien, en commençant par lui demander s'il fait partie des allergiques, des novices,

Rappelons aux sceptiques que certains hommes aiment les fellations avec les dents, de même que certaines femmes adorent qu'on leur aspire le clitoris à coups d'aspirateur.

des suspicieux ou des enthousiastes. Les testicules ne sont pas tous créés égaux : si le sillon central mène la danse, certains hommes préfèrent être touchés juste sous le pénis, d'autres au contraire seront plus réceptifs à une stimulation derrière les bourses. Privilégiez le contact avec le « sac » plutôt qu'avec son contenu : c'est fragile, voire dangereux. Et, dans tous les cas, sauf masochisme consommé de votre partenaire : pas de torsion.

Retarder une éjaculation

Commencez toujours par une stimulation de basse intensité, surtout avec un débutant qui connaît mal ses limites – tout en gardant les coudées libres, car du côté de l'endurance, vous pourriez avoir des surprises. Certains hommes supportent en effet des pressions très intenses (ceux-là trouveront, dans la section *ballbusting* de leur antre pornographique préférée, quantité de vidéos d'hommes se faisant frapper sous la ceinture, pour leur plus grand plaisir… oh, êtes-vous actuellement au bord de l'évanouissement ? Si oui, reprenez un croissant). Rappelons aux sceptiques que certains hommes aiment les fellations avec les dents, de même que certaines femmes adorent qu'on leur aspire le clitoris à coups d'aspirateur. Que voulez-vous ? Sexuellement, y'a pas de saison.

La manière la plus imparable de réussir votre entreprise consiste à toucher les testicules en même temps que le pénis : pendant une fellation, bien sûr, mais aussi pendant une pénétration. Les personnes disposant de trois bras peuvent en profiter pour ajouter une stimulation anale (en attendant les greffes ou les parties fines avec un poulpe, ça marche aussi avec une bonne synchronisation bouche-main droite/main gauche).

Mais vous pouvez au contraire vous préoccuper uniquement des testicules, surtout si vous sentez que votre partenaire approche de l'orgasme : tout en laissant au pénis le temps de se remettre de ses émotions, les caresses au niveau du scrotum garderont l'excitation intacte. Au passage, si vous voulez retarder une éjaculation (rappel : au moment fatidique, les testicules remontent), vous pouvez tirer le scrotum vers le bas (avec la tendresse qui vous caractérise).

Sensations plus intenses

Parmi les autres options disponibles, on vous recommandera de tenter, selon les goûts personnels, l'adjonction de lubrifiant, le fameux *teabagging*, qui consiste à « gober » les testicules (un seul à la fois suffira, si vous avez une petite bouche), les caresses en suivant le sillon, avec la langue ou avec les doigts (certains hommes aiment qu'on mette les ongles). Vous pouvez presser, tirer doucement le scrotum ou la peau du scrotum, ou masturber tout le pénis en partant des testicules (faites remonter vos mains depuis le dessous des bourses jusqu'au gland).

Enfin, nul ne saurait évoquer les joies testiculaires sans mettre sur la table le cockring, ce fameux anneau pénien qui, comme son nom ne l'indique pas, peut se placer autour des testicules autant que du pénis (l'anneau passe donc sous le scrotum et englobe également la hampe à sa base). Le cockring sert à juguler le reflux sanguin pour augmenter la solidité de l'érection, tout en retardant l'éjaculation pour des sensations plus intenses.

Les débutants prendront soin de choisir un modèle réglable, vibrant ou pas, en silicone, caoutchouc ou cuir… mais éviteront absolument le métal, qui peut rester coincé (encore un croissant ?). Pour un premier enfilage, même si cela peut sembler contre-productif, attendez d'être au moins semi-rigide : vous ne voudriez pas risquer l'étranglement avec un outillage trop petit. Le reste du temps, posez le cockring au repos, et surtout, surtout, retirez-le avant de vous endormir du sommeil du juste : une gangrène est vite arrivée (si cet article vous a procuré une overdose de croissants, vous pouvez officiellement passer aux pains au chocolat).

Enfin, si vous faites partie des réticents, des nerveux ou des timides, ne sursacralisez pas cette zone. Avec un peu de bon sens, il n'y a aucune raison que vous ratiez lamentablement votre essai… à part évidemment, quand vous n'essayez pas du tout.

Il n'y a aucune raison que vous ratiez lamentablement votre essai… à part évidemment, quand vous n'essayez pas du tout.

Publié le 15 octobre 2017

Le pénis est un orifice comme les autres

COMMENÇONS par la question qui tue : pénétrer le pénis, pourquoi faire ? Par ennui, par goût du risque ? Peut-être. En l'occurrence, les adeptes de la stimulation intérieure du pénis évoquent surtout d'extraordinaires orgasmes, des plaisirs différents, des érections prolongées. À proximité immédiate d'une grande concentration de nerfs, de tissus érectiles et de la prostate, un tel enthousiasme n'a rien de surprenant.

Au risque de hérisser les âmes sensibles et de retourner quelques évidences, le pénis n'est pas seulement une excroissance pénétrante : elle est aussi pénétrable. Par l'urètre. La pratique s'appelle le sodurètre, elle consiste à enfoncer des tiges, doigts, crayons ou autres dans le pénis via l'urètre, superficiellement ou en profondeur, jusqu'à éventuellement chatouiller la vessie. Vous n'espériez pas qu'il existe au troisième millénaire des orifices du corps humain n'ayant jamais été explorés, n'est-ce pas ? Quand on veut, on peut – et sexuellement, quand on peut, il est fréquent qu'on se mette à vouloir.

Cette pratique permet également de renouveler son répertoire sexuel et d'embêter les masculinistes. Car si vous estimez que la nature est bien faite et que les femmes « doivent » être pénétrées sous prétexte qu'elles ont un vagin, alors la nature permet la pénétration du pénis – auquel cas les pénis « doivent » eux aussi être pénétrés (repose en paix, concept de sexualité naturelle).

Pratique popularisée par le BDSM

Notons par acquit de conscience que même si la littérature médicale ne mentionne que quelques dizaines de cas, un urètre féminin peut être pénétré par un pénis – une mauvaise idée liée à des incontinences urinaires au mieux, des ruptures de la vessie au pire. Côté masculin, on peut mentionner le docking, qui consiste à pénétrer avec son pénis le prépuce d'un partenaire masculin.

Deuxième question : est-ce que ça fait mal ? Tout dépend. La pratique a été popularisée par le BDSM (« bondage, domination, sadomasochisme »), et le mélange entre plaisir et douleur fait partie des raisons pour lesquelles on peut tenter le sodurètre. Au point qu'on trouve en ligne un article médical sur les conséquences de l'introduction de jus de piment dans un sexe masculin (entre autres intromissions d'alcool, de cire ou d'huile pour bébé)[1].

Mais exactement comme dans le cas d'autres pratiques considérées comme extrêmes, au premier rang desquelles la pénétration anale, la douleur n'est pas obligatoire : elle peut être recherchée, mais le plus souvent, elle reste le fruit d'une incompétence. Même chose pour les premières pénétrations vaginales ! En tout cas, si vous opérez de manière progressive, il n'y a aucune raison de terminer ni dans le bêtisier des urgences, ni replié en position fœtale sur le carrelage de votre cuisine. Il n'est d'ailleurs pas rare de lire des commentaires d'internautes déçus de n'avoir rien senti de particulier !

Comment stimuler votre pénis de l'intérieur, puisque vous êtes désormais architenté par l'expérience (évidemment) ? Armez-vous de temps, d'attention et de l'outillage spécifique – car même si on peut tenter

Vous n'espériez pas qu'il existe au troisième millénaire des orifices du corps humain n'ayant jamais été explorés, n'est-ce pas ?

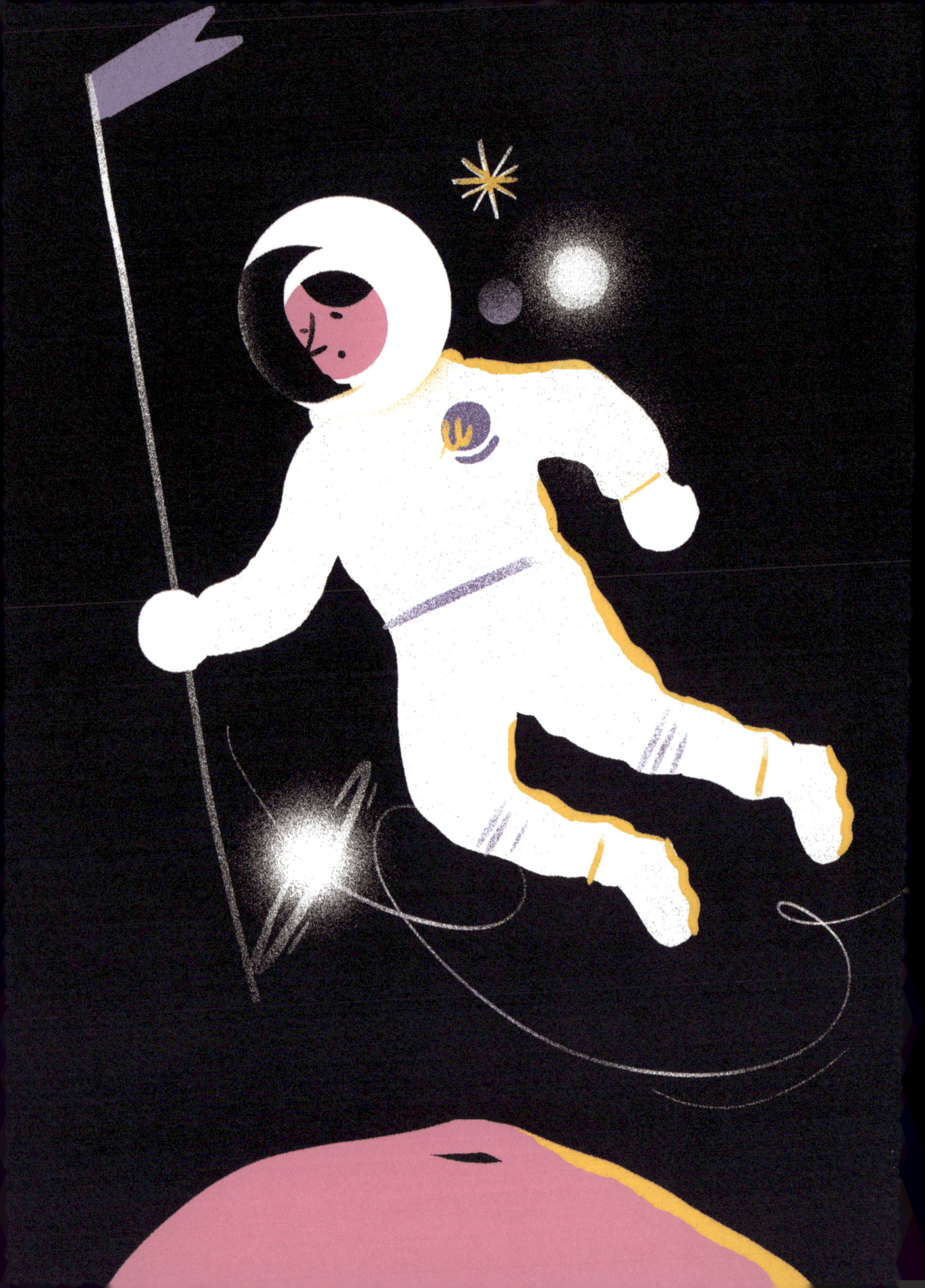

les pénétrations improvisées à coups de crayons, bougies, manches de fourchette ou cotons-tiges, vous n'avez certainement pas envie d'attraper une infection urinaire, de vous déchirer l'urètre, ou que cette brindille se casse à l'intérieur.

Expérimenter et explorer

Il existe un équipement : ne faites pas les malins, utilisez-le. Et parce que votre sex-shop le plus proche n'aura pas forcément la bonne référence, il faudra soit passer par une plate-forme BDSM (pour trouver par exemple des plugs qui « boucheront » le pénis), soit taper « sonde urétrale » dans votre navigateur.

Vous obtiendrez ainsi toute une gamme d'options cylindriques (pour aller en profondeur) ou coniques (pour élargir doucement), et même des kits progressifs allant de baguettes très fines à des formats plus épais (mais attention : quand c'est trop fin, ça peut percer le conduit). Certains modèles sont pourvus de petits bulbes ou de crans en relief, d'autres sont munis d'anneaux, d'autres enfin permettent d'ajouter de l'électrostimulation à l'aventure. Certaines sondes sont flexibles, d'autres rigides.

Vous l'auriez certainement deviné, mais les débutants devraient commencer par des outils standards et flexibles, en gardant en tête que l'ouverture de l'urètre est plus large que le conduit lui-même. Le format de 8 mm est celui qui revient le plus souvent dans les recommandations.

Le moment venu, commencez par laver le sexe et les mains, ou optez pour des gants en latex. Nettoyez le gland du pénis, car vous ne voulez vraiment pas de bactéries à cet endroit. Stérilisez votre plug, tige de dilatation ou sonde. Lubrifiez si nécessaire avec un produit stérile et non avec une motte de beurre, fût-il de baratte. Si vous trouvez ces préliminaires peu ragoûtants, pas de problème : vous n'avez pas besoin d'être en érection pour expérimenter, les choses sont même plus faciles en état de parfaite mollesse.

Enfin, sauf si votre partenaire de jeu est ultra-empathique, voire télépathe, on suggérera que vous commenciez vos explorations en solo : on n'est jamais mieux servi que par soi-même.

Pas pour tout le monde

Insérez l'outil, puis avancez progressivement vers l'intérieur, en cherchant toujours à minimiser les résistances. Une séance d'au moins trente minutes n'est pas de trop pour apprivoiser ces sensations. Ralentissez encore ou prenez le temps de souffler quand vous sentez que le conduit s'incline : il y a un coude à l'approche de la vessie, il va falloir changer d'angle en baissant le pénis.

Écoutez toujours les réponses de votre corps. Si ça fait mal, arrêtez. Si ça fait du bien, *hosanna* ! Vous devriez atteindre un confort suffisant pour pouvoir coulisser la tige en va-et-vient : littéralement, vous masturber de l'intérieur, jusqu'à l'orgasme. L'éjaculation obtenue est censée vous emmener au septième ciel, minimum. Et surtout : félicitations ! Vous avez une nouvelle corde à votre arc turgescent, vous pouvez désormais regarder vos amis de haut, tel un sage sur la montagne.

Bien sûr, le sodurètre n'est pas pour tout le monde – mais même si

Félicitations ! Vous avez une nouvelle corde à votre arc turgescent, vous pouvez désormais regarder vos amis de haut, tel un sage sur la montagne.

Nous réclamons des aventures intenses, mais quand un frisson d'interdit nous est suggéré, nous revenons volontiers à notre cher missionnaire.

vous êtes présentement en train de maugréer devant votre smartphone ou ordinateur, le sodurètre existe. Comme mot-clé, il est lié à plus de mille vidéos pornographiques sur Pornhub. Personne ne vous oblige, ni ne vous encourage.

Mais il est intéressant de nous confronter à nos petites hypocrisies contemporaines : nous affirmons à tout vent que la sexualité est ennuyeuse, mais nous persistons à ne pas en utiliser toutes les ressources possibles. Nous réclamons des aventures intenses, mais quand un frisson d'interdit nous est suggéré, nous revenons volontiers à notre cher missionnaire. Quant à l'argument moral, on le renverra gentiment dans la nature : qui sommes-nous pour disqualifier des potentiels sexuels, des potentiels de plaisir, fournis par notre propre corps ? La sexualité est exactement aussi ennuyeuse, ou surévaluée, ou limitée, que nous le décidons.

1 Jeremy N. Thomas et D.J. Williams, « Exploring Sexual Diversity: A Case Report on the Application of Habanero Pepper Juice during Recreational Urethral Sounding », *Journal of Positive Sexuality*, vol. 2, n° 2, juillet 2016, p. 22-26 (journalofpositivesexuality.org/wp-content/uploads/2016/07/Exploring-Sexual-Diversity-Urethral-Sounding-Thomas-Williams.pdf).

Testicule

Gardons cette information en tête une bonne fois pour toutes : on dit *un* testicule (mais une couille), de même qu'on dit un scrotum (mais une bourse), un pénis (mais une bite), un vagin (mais une chatte). Les latinismes sont une affaire d'homme quand, étrangement, nos gros mots se déclinent au féminin. Ces ambiguïtés du genre nous poursuivent jusque dans nos anatomies : les testicules sont les ovaires des hommes, entourés par endroits d'une « cavité vaginale testiculaire » (ça ne s'invente pas). Pour ne rien gâcher, ils sont mous et ultrasensibles... qualités ô combien féminines. Le trouble atteint son comble quand on remonte aux origines du mot, qui dérive du latin *testis* (« témoin »). Car si le pénis incarne la virilité, les testicules sont les signes qui en témoignent. Une fonction encore valable aujourd'hui, puisqu'il faut « en » avoir, et de bien accrochés (rappelons aux vrais mâles velus que ces organes ont besoin de pendre pour fonctionner).

Voilà qui fait peser beaucoup de pression sur ce poids plume du corps humain – 20 grammes ! D'autant que si la masculinité implique un imaginaire de solidité et de puissance, les testicules se caractérisent par une incroyable fragilité. Au point que, selon les théoriciens du handicap, cette fragilité masculine n'est pas un repoussoir pour les femmes, au contraire. Raison de plus pour faire attention au cancer des testicules : prenez soin de votre matériel, il en a bien besoin.

Publié le 7 janvier 2018

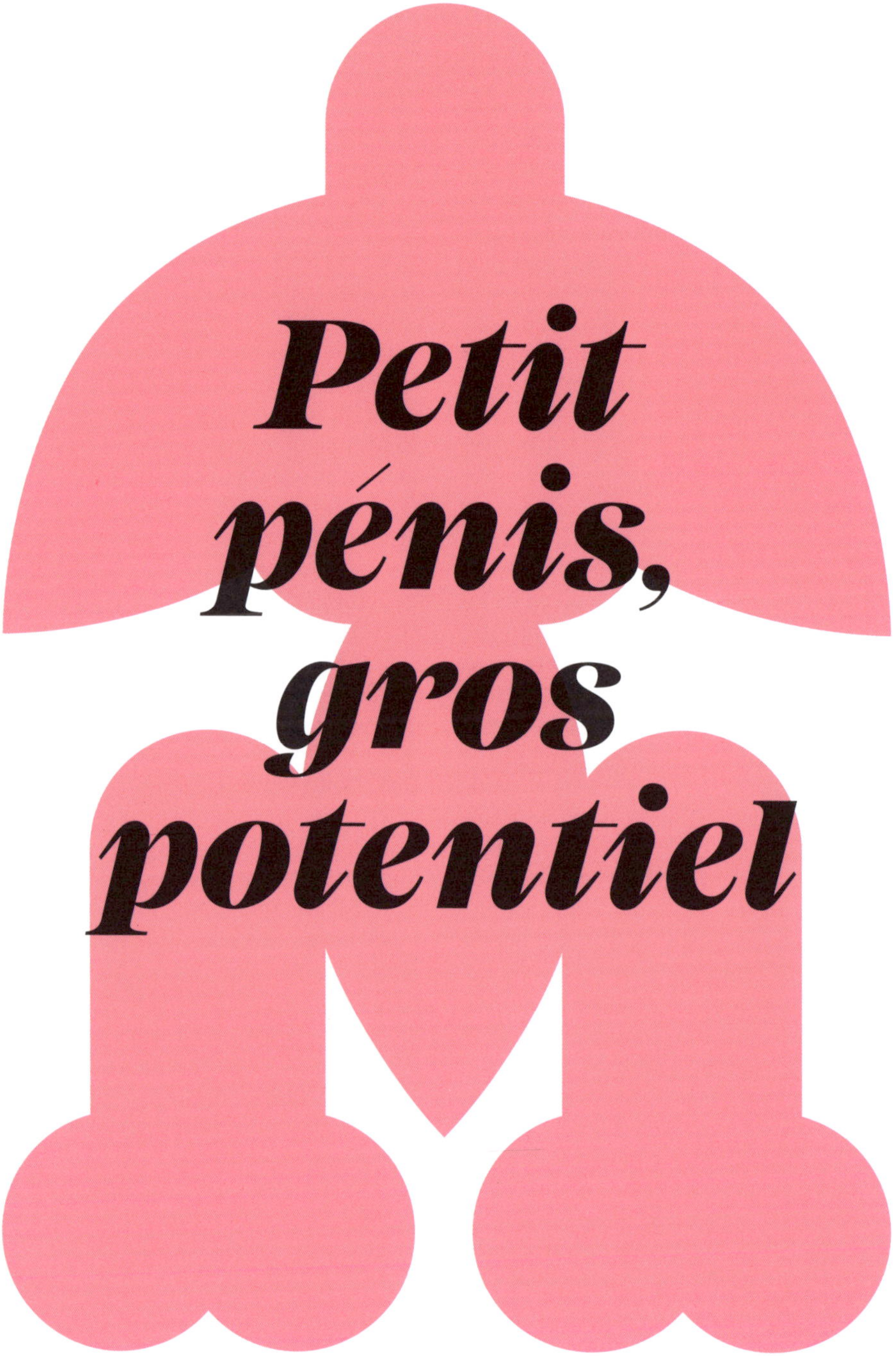

Petit pénis, gros potentiel

BIEN INSTALLÉ dans notre panthéon personnel de la malchance génétique, le membre *small size* occupe dans nos angoisses collectives une importance inversement proportionnelle à sa taille. « Petite bite » est une insulte. Les hommes suspectés de « compenser » sont l'objet de moqueries. Ce qui est petit est mignon… sauf s'il s'agit d'un pénis. Puisqu'on pourra difficilement faire sans, comment faire avec ?

Revenons tout d'abord aux basiques : il existe des centaines de (bonnes) raisons de vouloir faire l'amour, et 99 % d'entre elles sont liées au plaisir – en prendre, en donner. Or si la satisfaction sexuelle masculine peut être impactée par la taille du pénis, c'est de manière périphérique : petite ou grande, la machinerie du plaisir pourvoira les mêmes détonations orgasmiques. Des disparités existent, certes. Mais elles se limitent à la confiance en soi (ça ne s'invente pas : les hommes estimant avoir un gros pénis sont aussi plus enclins à se trouver beaux[1]). Que la confiance soit importante, ça se comprend. Mais, objectivement, si l'on s'en tient aux sensations, avoir un pénis minuscule ou immense ne rajoute pas de terminaisons nerveuses.

L'argument du plaisir donné repose sur des fondements tout aussi fragiles. Sondage après sondage, la taille du pénis suscite chez les femmes une presque parfaite indifférence. Les neuf dixièmes d'entre elles se fichent des questions de dimension. Si leur plaisir en dépendait, vous seriez au courant… et leurs profils Tinder auraient une autre allure (« partenaires très très bien montés seulement », « cherche canette de soda pour mariage longue durée »).

Et même si les femmes étaient dépendantes d'un gros pénis pour se satisfaire, ça ne serait toujours pas la fin du monde ! Que l'on parle de plaisir psychologique ou physique, rien n'est plus facile à contrefaire qu'un pénis (rappelons que ces choses-là ne possèdent ni articulations compliquées ni accès au langage). Les godemichés permettent les expérimentations les plus droites, tortueuses, énormes, vibrantes, crénelées, réalistes ou extraterrestres (comme le démontre le modèle appelé Moby, 91 centimètres de long, 25 kilos[2]). Côté nature, les carottes et les salsifis sont pile de saison, sans parler des poireaux et autres courges butternut pour les plus ambitieuses. Les adeptes des sensations humaines mettront la main à la « patte » : ces dernières années ont vu deux livres très instructifs paraître sur la question : *Fist*, de Marco Vidal[3], et *Osez… le fist-fucking*, d'Erik Rémès[4].

Côté nature, les carottes et les salsifis sont pile de saison, sans parler des poireaux et autres courges butternut pour les plus ambitieuses.

Aucune conséquence

Seulement, devinez quoi ? Eh bien, les ventes de godemichés sur LoveHoney, le géant du sextoy britannique, ne dépassaient pas 3 % du volume en 2014 (les godemichés sont six fois moins populaires que les vibrateurs, et quatre fois moins que la lingerie) ; par ailleurs, ils sont achetés 70 % du temps par des hommes, pas par des femmes. L'extrême majorité d'entre nous refusent catégoriquement la présence de salsifis dans un périmètre de plusieurs kilomètres autour de leur cuisine, trouvent les courges incroyablement longues

Les hommes ne veulent pas un gros pénis mais un plus gros pénis. Les anxieux ne souhaitent pas être dans la norme mais au-dessus.

à cuire, et utilisent leurs saucissons secs à l'apéro plutôt qu'au cours de siestes crapuleuses.

Et puisque nous étions au rayon librairie, selon un essai *A Billion Wicked Thoughts*[5], le mot « pénis » n'apparaît nulle part dans le texte des dix mille romances érotiques publiées entre 1983 et 2008 – et, d'ailleurs, quand le mot « pénis » est recherché sur Internet, c'est par des hommes. Les dimensions intimes de Christian Grey, le héros du best-seller *50 nuances de Grey*, restent inconnues au bataillon (mais procurent à l'héroïne une intéressante interjection : « Holy cow ! » – soit, en français, « Sainte vache ». Je vous laisse vous débrouiller avec cette information).

Résumons donc la situation : un petit pénis n'a aucune conséquence sur l'objectif premier du rapport sexuel. Le « problème » n'en est pas un... sauf si nous ouvrons la porte de la chambre à coucher pour lui donner accès sur les souterrains du métro Châtelet en heures de pointe. C'est précisément là que nos ennuis commencent : la question du sexe dépasse le pur sexuel, le public s'incruste dans le privé, et même une relation secrète, limitée physiquement à deux personnes, implique un imaginaire social, historique, symbolique, auquel prennent part des milliards d'autres êtres humains. C'est pourquoi il serait cruel de répondre à nos soupirants sous-dimensionnés quelque chose comme : « Tais-toi, Gérard, ton micropénis est parfait comme il est. »

Luxe d'enfant gâté

Un petit membre ne contrecarre pas tant les possibilités kamasutresques qu'une certaine idée de l'homme. Autant dire que la réalité restera hors sujet. Ce n'est pas une question d'ignorance, ou de comparaison à la pornographie, ou de concurrence esthétique dans les vestiaires. Les chiffres sont aujourd'hui connus : l'érection moyenne se situe un chouïa au-delà des 13 centimètres. Seulement, en 2006, une étude de deux universités californiennes montrait que presque la moitié des hommes possédant un pénis dans la norme... l'auraient voulu plus gros (alors qu'à peine 12 % des hommes trouvaient leur pénis *objectivement* trop petit)[6].

Nous arrivons au cœur du sujet : les hommes ne veulent pas un gros pénis mais un *plus gros* pénis. Les anxieux ne souhaitent pas être dans la norme mais *au-dessus* (notez bien que s'ils étaient exaucés, la norme se déplacerait avec eux). Cette angoisse-là ne se résoudra par aucune chirurgie, aucune thérapie autre que collective – loin d'une approche fataliste, nous avons le devoir de nous débarrasser des peurs sans fondement, aveuglantes, chronophages... ne serait-ce que pour laisser plus de place aux peurs concrètes, comme la peur des hommes à gros bouton nucléaire[7].

Au symbolique, nous pouvons opposer le pragmatique, avec une pincée d'humour. Le pénis est un organe de forme oblongue consacré au plaisir et à l'évacuation de l'urine. Si vous y collez votre estime, votre rayonnement, votre prestige, votre potentiel d'intimidation et le sens de la vie, autant demander à votre avant-bras de se prendre pour une rotule, ou à vos dents de sagesse de jouer *La Traviata*.

Par ailleurs, si vous parvenez à développer des peurs paniques face à celui de vos organes susceptible de vous offrir le plus de plaisir, vous cherchez les ennuis (et vous faites preuve d'un solide sens de la contradiction). Vouloir échapper à la condition humaine fait partie de la condition humaine, d'accord, d'accord. Mais, pour une fois que cette condition est plaisante, vous me permettrez d'appeler l'autosabotage par son nom. Avouons-le, pour passer à autre chose : l'inquiétude quant au petit pénis est un luxe d'enfant gâté.

Avouons-le, pour passer à autre chose : l'inquiétude quant au petit pénis est un luxe d'enfant gâté.

1 Voir Janet Lever, David A. Frederick et Letitia Anne Peplau, « Does Size Matter? Men's and Women's Views on Penis Size Across the Lifespan », *Psychology of Men & Masculinity*, vol. 7, n° 3, juillet 2006, p. 129-143.
2 Disponible sur Amazon au prix de 500 euros.
3 Marco Vidal, *Fist*, La Découverte, 2015.
4 Erik Rémès, *Osez… le fist-fucking. Guide pratique pour elle et pour lui*, La Musardine, 2014.
5 Ogi Ogas et Sai Gaddam, *A Billion Wicked Thoughts*, Dutton, 2011.
6 Janet Lever, David A. Frederick et Letitia Anne Peplau, art. cit.
7 Au moment où cette chronique a été écrite, Donald Trump expliquait à Kim Jong-un que son bouton nucléaire personnel était plus gros que celui du dirigeant nord-coréen. L'humanité est consternée.

Le téton masculin comme nouvel horizon érotique

On parle beaucoup du mouvement de libération des poitrines féminines (« Free the nipple »), de comment les réseaux sociaux et les espaces publics censurent ou exposent les seins, selon une logique tenant autant des phases de la lune que des phrases militantes. Et pourtant, tragique injustice ! Les hommes aussi ont des tétons, sauf que tout le monde s'en fiche. Si j'étais mâle, je le prendrais mal.

Ce double standard est labellisé : si le *toplessness* est féminin, le *bare-chestedness* est masculin (*bare chest* : « torse nu »). Vous pouvez aussi dire *shirtlessness*. En anglais, *indeed*, car pendant que le mâle français se demande à quel degré de canicule il peut sortir le bermuda, le mâle américain se demande pourquoi son téton personnel n'intéresse personne. Ou, du moins, semble n'intéresser personne.

Parce que, pour citer Simone Veil, « il suffit d'écouter les femmes ». Lesquelles, après visionnage d'un film de gladiateurs, répondraient sans doute quelque chose comme : « Les vainqueurs écrivent l'histoire, y compris l'histoire érotique, pourriez-vous repasser la séquence où Daniel Craig prend sa douche ? » Si on aime le corps des hommes, *a priori* on aime aussi leurs tétons.

Alors, être ou ne pas être – en avoir ou pas ? La question n'est pas innocente, et la science se demande régulièrement pourquoi les hommes ont des tétons, de même qu'elle se demande pourquoi les femmes ont des orgasmes. À l'heure actuelle, outre le fait qu'exceptionnellement les hommes puissent allaiter, le téton masculin constitue une preuve parmi tant d'autres que nous suivons toutes et tous les mêmes premiers stades du développement intra-utérin. L'homme est tétonné parce qu'il est une femme comme les autres.

Nous suivons toutes et tous les mêmes premiers stades du développement intra-utérin. L'homme est tétonné parce qu'il est une femme comme les autres.

Outre leurs tétons, les hommes ont des seins

Et parce qu'il est tétonné, il n'a pas toujours échappé à l'obscène : les hommes ont longtemps dû se couvrir sous peine de payer des amendes. Aux États-Unis, il a fallu attendre 1934 pour voir le premier torse masculin au cinéma (c'était Clark Gable) et 1936 pour la légalisation du torse des plagistes. En France, cocorico, le slip de bain remplace le maillot de corps dès 1932.

Côté femmes, en revanche, nous continuons à sauter au plafond (de verre). Topless, bikini, burkini, tout est compliqué. Au temps pour l'allaitante Vierge Marie – et pour Manuel Valls prônant son amour d'une Marianne au sein nu. Ce qui pose la question piégeuse de l'été : pourquoi un téton serait-il érotique et pas l'autre ?

Les anti-topless pourraient arguer que la sublimissime demi-sphère du sein féminin met en valeur, donc érotise, le téton. Ce serait ignorer les femmes plates autant que les hommes rebondis : jusqu'à 65 % des hommes âgés sont atteints de gynécomastie (développement des glandes mammaires) [1] et près de 50 % de la population française est en surpoids (or le gras aime s'entasser dans la poitrine) [2]. Nos amis américains appellent ça des *men-boobs*. Outre leurs tétons, misère, les hommes ont des seins.

Alors plutôt que s'offusquer ou pleurer, prenons les choses en main.

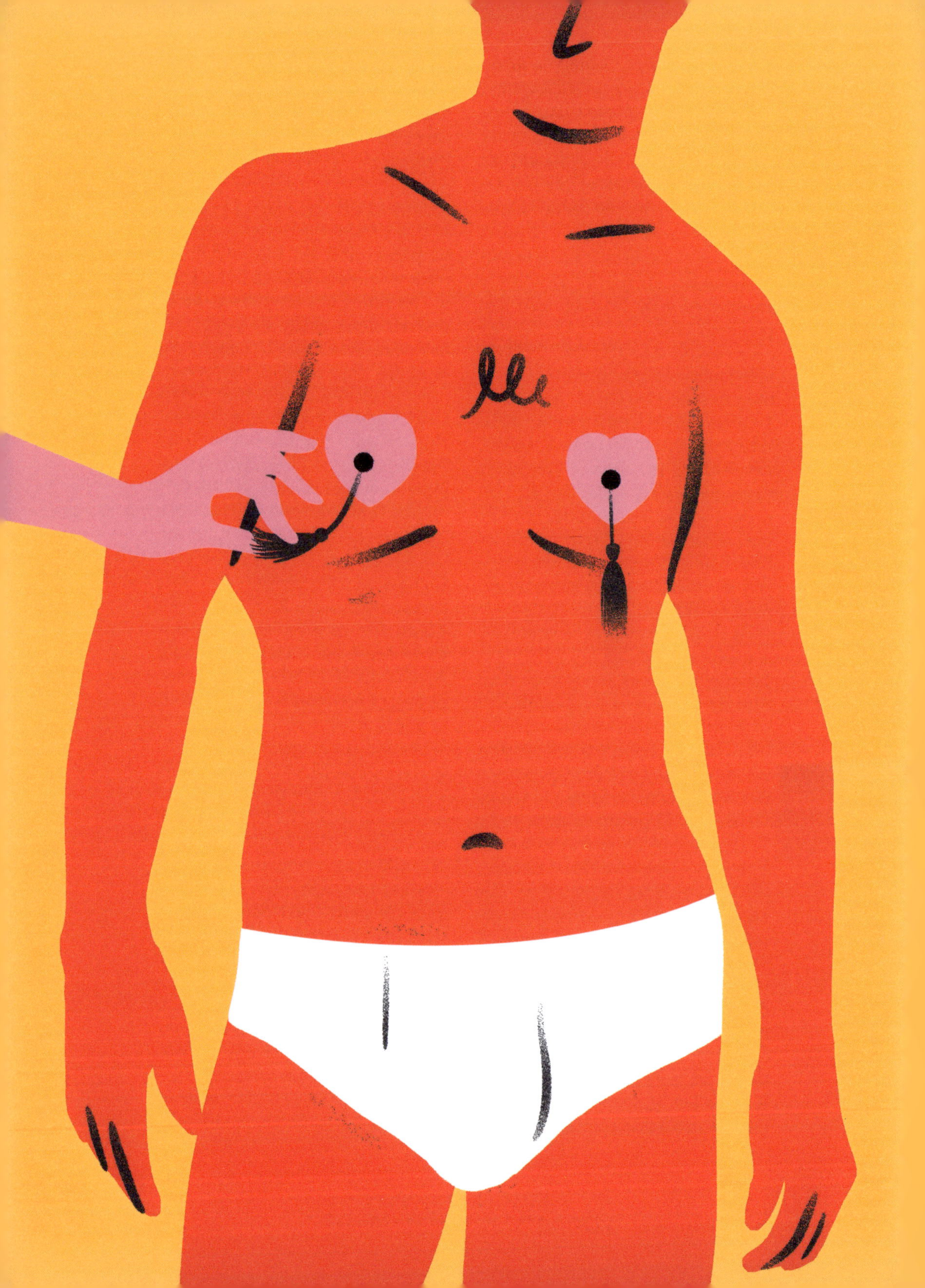

Allons de l'avant. Oserais-je dire : en marche. Érotisons les hommes ! Érotisons leurs tétons ! La culture sexuelle n'est pas un héritage coulé dans le marbre : elle nous appartient, nous pouvons la modifier, étendre les espaces de désir.

Zone érogène laissée en friche

Le téton masculin comme nouvel horizon érotique, donc. Des artistes comme Tom of Finland ou Guillaume Dustan ont magnifiquement dessiné et écrit sur la question – nous ne partons pas de nulle part. Commençons donc avec quelques travaux pratiques et par les basiques du caché-dévoilé érotique.

À la plage (pour les riches) ou aux champs (pour les pauvres), recouvrez-moi immédiatement ces poitrines. Vos tétons d'hommes ne seront jamais désirables si vous les jetez à la face du monde comme les créatures de petite vertu que vous êtes. Optez pour des matières couvrantes en journée et pour des textures ajourées en soirée ou cocktail (dentelles, résilles, tee-shirts cyclistes). Si vous êtes plat comme une limande, sachez que vous pouvez acheter des faux tétons adhésifs en relief pour la modique somme de 45 euros (si vous trouvez cet investissement abusif, privez vos enfants de crèmes glacées).

Pour les moments plus intimes, mettez vos tétons en valeur. Piercing ? Tatouage ? Scarification ? Selon les bureaux de tendance, la petite chaîne intertétonne revient en force. Agrémentée de perles et pendentifs, elle attirera les regards tout en faisant scintiller votre poitrine. Il va sans dire que vous aurez épilé votre torse – les plus audacieux dessineront des motifs de poils ou opteront pour la *very trendy* épilation brésilienne : ticket de métro entre les pectoraux, tétons et aisselles parfaitement lisses.

Ces options ne sont évidemment accessibles qu'aux belles poitrines, généreuses en muscles. Vos amoureuses ont perdu trois kilos avant l'été, les magazines les ont harcelées à coups de salade bouillie : avez-vous poussé suffisamment de fonte et massacré suffisamment de blancs de poulet pour prendre trois kilos ? Car, attention, la femme contemporaine n'est pas née de la dernière pluie. Elle sait qu'un *manboob* n'est pas un pectoral, de même qu'une poignée d'amour n'est pas un deltoïde qui aurait coulé. Elle ne croit pas au muscle abdominal situé sous le tapis de graisse. Au fait : elle ne croit pas non plus au Père Noël.

Bien sûr, cette érotisation du corps masculin comporte moult dangers, à côté desquels l'attaque de méduse ou la gueule de bois post-daïquiri sont des parties de plaisir. Car si le corps féminin érotisé est un danger pour les femmes elles-mêmes (culture du viol oblige) et pour la société (qui cache ce sein qu'elle ne saurait voir), alors vous apprendrez que le « privilège » de la désirabilité a un prix. Mais quel frisson ! Quel honneur que d'être sifflé, remarqué, jamais invisible, peut-être tripoté dans un parking ! Vous allez a-do-rer.

Parce que l'éducation est cruciale, le fier papa contemporain aura la décence de couvrir les tétons de ses petits garçons (car si ses petites filles portent des maillots qui couvrent une inexistante poitrine, autant tripler vos compétences parentales :

Vos tétons d'hommes ne seront jamais désirables si vous les jetez à la face du monde comme les créatures de petite vertu que vous êtes.

protéger des coups de soleil, prodiguer un traitement véritablement féministe à vos marmots, et enseigner à vos garçonnets qu'ils seront, un jour, des objets sexuels).

Enfin, outre l'augmentation de votre potentiel érotique, vous allez (peut-être) découvrir une nouvelle source de plaisir. Car le téton ignoré, forcément, est une zone érogène laissée en friche – c'est toujours dommage de se priver des bonnes choses, non ? Le téton masculin peut être travaillé pour en augmenter la sensibilité – comme tout le reste, ça s'apprend (il existe même des coachs spécialisés). Quantité de ressources sont disponibles en ligne pour allonger ses tétons par des pompes et autres exercices, ainsi que pour les masser, triturer, jusqu'à l'orgasme pour les plus chanceux.

Vous vouliez de la libération sexuelle, de la subversion ? Plus de chaleur sur les plages ? En voici, camarades. Mais oserez-vous ?

Outre l'augmentation de votre potentiel érotique, vous allez (peut-être) découvrir une nouvelle source de plaisir. Car le téton ignoré, forcément, est une zone érogène laissée en friche

1 Voir Ruth E. Johnson et M. Hassan Murad, « Gynecomastia: Pathophysiology, Evaluation, and Management », *Mayo Clinic Proceedings*, vol. 84, n° 11, novembre 2009, p. 1010-1015.

2 Voir « Surpoids et obésité se stabilisent en France », francetvinfo.fr, 13 juin 2017 (hwww.francetvinfo.fr/sante/maladie/surpoids-et-obesite-se-stabilisent-en-france_2234071.html).

Publié le 16 juillet 2017

La castration, redoutée par certains, recherchée par d'autres

Les forums Internet bruissent d'hommes terrorisés à l'idée d'une fellation trop incisive, d'une braguette dérapant ou d'une fracture du pénis (oui, ça existe).

Au hit-parade des grandes terreurs masculines, la castration conserve aujourd'hui un pouvoir de fascination-répulsion d'autant plus surprenant que sa probabilité est infinitésimale. Les féministes n'ont jamais sorti les sécateurs. Et même si nos semences tendent à s'appauvrir (merci aux perturbateurs endocriniens et à notre consommation d'alcool), les pénis contemporains sont en sécurité.

Ce qui n'empêche nullement la peur d'une castration effective d'exister, ici et maintenant. Même irrationnelle, même en faisant abstraction des théories psychanalytiques, cette peur se comprend. Si le cœur est protégé par la cage thoracique et le cerveau par la boîte crânienne, les parties génitales masculines ne sont protégées par rien (en attendant l'arrivée en supermarché de slips en kevlar).

D'où une remarquable présence culturelle de la castration, du fascinant eunuque Varys dans la série *Game of Thrones* au monde sportif interdisant les coups sous la ceinture (si les footballeurs protégeaient leurs buts aussi efficacement que leurs parties génitales pendant les penalties, ça se saurait).

Si le pénis est dehors, on peut non seulement le voir mais aussi le prendre, le blesser, le couper. Les forums Internet bruissent d'hommes terrorisés à l'idée d'une fellation trop incisive, d'une braguette dérapant ou d'une fracture du pénis (oui, ça existe). Les vraies castrations accidentelles ou criminelles sont pourtant rares. Le cas Lorena Bobbitt remonte à 1993 (rappelons que le pénis tranché sera finalement recousu).

Plus récemment, l'artiste et militant japonais Mao Sugiyama se faisait chirurgicalement amputer des parties génitales et tétons afin de promouvoir l'égalité sexuelle et l'asexualité. (Pour la petite histoire, il les a ensuite servis assaisonnés de persil et de champignons de Paris, lors d'un dîner à 800 euros la place. À côté d'un tel tarif au gramme, la côte de bœuf Wagyu peut aller se rhabiller.)

Symbolique, chimique ou auto-infligée

La castration contemporaine se limite essentiellement à trois univers fort différents : elle est symbolique, chimique ou auto-infligée. La castration symbolique est celle qui traverse le discours sexiste typique. L'homme en position de soumission ou même d'égalité avec une femme serait castré, dans une intéressante confusion entre génitalité et légitimité – un classique de l'essentialisme, conférant à chaque genre des superpouvoirs spécifiques.

Ainsi, dans l'excellente série britannique *Fortitude*, pouvait-on observer l'autocastration d'un jeune homme désirant s'approprier l'énergie féminine – et tant pis pour les insignifiants détails que constituent le sexe féminin, les chromosomes XX ou les hormones : si vous coupez là-dessous, vous voici femme ! Un raccourci d'autant plus absurde que, dans notre culture occidentale, les castrats ont existé précisément parce que les femmes étaient privées du droit de chanter dans les églises : c'est donc bien que castration ou pas, l'homme reste un homme.

Vient ensuite la castration chimique, mal nommée car réversible : elle sert à inhiber la libido et doit s'accompagner d'un suivi psychologique. Elle est utilisée dans de nombreux pays pour « traiter » la récidive des délinquants sexuels, parfois à la demande de ces derniers. Mais ce qui est intéressant, c'est que les eunuques n'appartiennent pas seulement au monde de la paranoïa, au judiciaire, à des pratiques barbares et/ou religieuses sans rapport avec la modernité. La castration peut être consentie, désirable, désirée. Les eunuques actuels disposent de leur communauté en ligne[1] et revendiquent leur choix comme une identité de genre.

Terreur et fascination

Car le revers de la terreur, comme toujours, est la fascination. C'est ce dont témoigne une copieuse littérature consacrée à l'autocastration, parmi laquelle l'internaute trouvera certes des conseils, mais aussi des encouragements, vidéos, précisions concernant le budget ou les aspects légaux, et autres descriptions des outils nécessaires (destinés au départ à la castration vétérinaire).

Simples provocations ? Pas du tout. En 2014, un article de deux chercheurs décrivait la popularité grandissante de cette pratique, dont les objectifs diffèrent complètement du transexualisme, et soulignait que « par peur de l'embarras ou du rejet, de nombreux aspirants-eunuques refusent de consulter des professionnels de la médecine[2] ». Les hommes concernés échangent donc leurs stratégies entre adeptes – de la chirurgie à la compression du flux sanguin, en passant par le bon vieux sécateur ou l'injection de toxines.

Quel est leur but ? Essentiellement la libération des pulsions érotiques. Une étude de 2004 évoque ainsi le « calme des eunuques » comme la finalité essentielle de 40 % des hommes intéressés par l'autocastration. Trente pour cent d'entre eux y voient un fantasme érotique excitant, et 30 % encore ont des motivations esthétiques[3].

Du côté des conséquences, outre les éventuelles complications physiques ou psychologiques (comme les risques de dépression ou de gangrène, et, bien sûr, l'incapacité reproductive), les eunuques modernes doivent s'attendre à des bouffées de chaleur, à des prises de poids, à des pertes de pilosité – un prix que sont prêts à payer ceux qui recherchent ce fameux « calme des eunuques ». Les forums des aspirants évoquent une libido perçue comme un fardeau, l'allègement de la pression sexuelle, la nécessité de faire la paix avec soi-même, parfois aussi des problèmes induits par une addiction au sexe.

L'envie d'absence de pénis

Et ça marche : alors que les victimes de cancer de la prostate peinent à accepter les conséquences d'une hormonothérapie faisant décroître leur production de testostérone (pour des effets secondaires proches de ceux cités ci-dessus), les eunuques volontaires rapportent un bon fonctionnement psychologique et social et une meilleure satisfaction[4].

C'en est presque un comble : alors que la plupart des hommes voient dans la castration une mise au ban de l'humanité, les castrés de plein gré rappellent qu'il faut une solide dose de mauvaise foi pour limiter l'humain au membre – et qu'on peut

Les castrés de plein gré rappellent qu'il faut une solide dose de mauvaise foi pour limiter l'humain au membre – et qu'on peut se sentir plus proche de l'humanité justement sans son membre.

se sentir plus proche de l'humanité justement sans son membre. Après l'envie du pénis, l'envie de l'absence de pénis...

Cerise sur le concombre, Netflix prépare actuellement un film[5] sur l'émoticône aubergine (ce bulbe violacé censé symboliser le sexe masculin sur vos messageries). Synopsis officiel : « Quand un adolescent se tranche accidentellement le pénis pendant une excursion en camping, ses amis et lui cavalent pour sauver son appendice avant qu'il soit trop tard. » Il y a vingt ans, Hollywood sauvait le soldat Ryan. Aujourd'hui, les distributeurs câblés sauvent le soldat pénis. Puisqu'on n'a fini ni d'en parler ni d'en débattre, effectivement, autant en rire.

Il y a vingt ans, Hollywood sauvait le soldat Ryan. Aujourd'hui, les distributeurs câblés sauvent le soldat pénis.

1 www.eunuch.org/menu.htm
2 Thomas W. Johnson et Michael S. Irwig, « The hidden world of self-castration and testicular self-injury », *Nature Reviews Urology*, vol. 11, n° 5, mai 2014, p. 297-300.
3 Voir Richard Wassersug, Sari A. Zelenietz et G. Farrell Squire, « New age eunuchs: motivation and rationale for voluntary castration », *Archives of Sexual Behavior*, vol. 33, n° 5, octobre 2004, p. 433-442.
4 Voir Richard Wassersug et Thomas W. Johnson, « Modern-day eunuchs: motivations for and consequences of contemporary castration », *Perspectives in Biology and Medicine*, vol. 50, n° 4, automne 2007, p. 544-556.
5 *The Package*, sorti en 2018, et sans doute extrêmement évitable.

Clitoris

Clitoris, nom masculin : contrariant, non ? C'est que de cet organe féminin, strictement consacré au plaisir, on n'a pas encore percé tous les mystères. Les origines ? Disputées. Le *kleitoris* grec pourrait être une petite colline, une clé ou un fermoir (rien ne nous empêche de retenir les trois possibilités). Même flou artistique du côté des synonymes : bouton, haricot, petit pois, ou encore berlingot. Tout cela est adorable, certes, mais anatomiquement faux : le clitoris fait de 10 à 12 centimètres (format haricot vert). La partie qui dépasse de la vulve n'est que le gland, poursuivi sous la peau par deux tiges enserrant le vagin. Des ramifications encore aujourd'hui rabotées par l'imaginaire collectif, qui ne voit que le bout de son nez – exactement comme si nous confondions la luette avec l'œsophage ou le bouchon de liège avec une bouteille de Morgon 2011.

Voici donc le clitoris piégé entre deux types d'excision : l'une culturelle, qui en coupe les pieds ; l'autre religieuse, qui en coupe le gland. Avec ça, on n'est pas rendus. Et ça n'est pas fini ! Pour diminuer le clitoris, toute une littérature le définit comme un petit pénis. Une comparaison pas totalement absurde : gland, prépuce, frein, corps spongieux et caverneux, les basiques sont identiques, jusque dans le potentiel érectile. Cette ressemblance est logique puisque la différenciation sexuelle n'apparaît qu'à la septième semaine de grossesse. Du coup, s'il fallait faire preuve de mesquinerie, on pourrait avancer que le sexe masculin est un clitoris embarrassé d'un urètre, possédant une seule hampe plutôt que deux, et rendu vulnérable par une position hors du corps. Mais las ! On entend encore parler de « pénis atrophié ». Une chose est sûre : d'approximation anatomique en injustices métaphoriques, la langue est tout, sauf l'alliée naturelle du clitoris. Un comble.

« Clitori-diennes de tous les pays, unissez-vous ! »

VOTRE LIBIDO joue-t-elle l'autruche en cette fin d'année ? Tout est normal. Entre le mouvement #balancetonporc, la charge mentale, les révélations sur les viols de masse en Syrie, la pornification du quotidien ou le fossé salarial qui ne se résorbe pas, non seulement l'actualité sexuelle/sexuée est conflictuelle en elle-même, mais nous atteignons un point d'exaspération qui nous rapproche collectivement du point Lysistrata. Le sexe ? Sans nous. Stop. On a trop donné.

Est-ce que c'est fini, se demandent certains en s'arrachant les petites peaux autour des ongles ? Non. Qu'on parle d'abus sexuels ou de sexualisation du ménage, cette histoire-là a commencé il y a trop longtemps pour être classée comme « effet de mode ». Et puisque nous parlons tendance, puisque les femmes manifestement vident leur sac, laissez-moi vous proposer une prédiction : le prochain déferlement va tomber sur nos pratiques sexuelles concrètes – celles du couple, celles qui se déroulent dans le consentement mais pas forcément dans l'égalité.

La grande majorité des femmes sont clitoridiennes. Vous le savez. Vous l'avez lu, entendu à la radio. Plus nous avançons sur les sentiers pas toujours commodes de la connaissance, plus nous constatons que la très artificielle division entre plaisir clitoridien et plaisir vaginal se déplace en direction du clitoris – ou plutôt en direction d'une combinaison des plaisirs. La science recolle les morceaux des femmes. En l'occurrence, plus vous êtes ambidextre, mieux c'est – mais en attendant qu'on vous greffe quelques bras supplémentaires façon Shiva, les femmes sont clitoridiennes. Certains scientifiques nient carrément l'existence de l'orgasme vaginal.

Ces faits médicaux n'ont pourtant aucun impact sur nos pratiques. Étrange, non ? Car quand on demande aux hommes de décrire leur expérience, ces derniers évoquent leur incroyable coup de chance : « Bien sûr que les femmes sont majoritairement clitoridiennes, je ne vis pas dans une grotte ! C'est seulement que moi, je ne tombe que sur des vaginales. » Pour rappel, 56 % des femmes ont déjà simulé au lit (les 44 % restantes mentent, n'ont pas compris la question ou sont trop occupées à jouer avec leur nouveau vibromasseur).

56 % des femmes ont déjà simulé au lit (les 44 % restantes mentent, n'ont pas compris la question ou sont trop occupées à jouer avec leur nouveau vibromasseur).

Le sexe façon « spaghettis au micro-ondes »

Le même déni est à l'œuvre autour du mouvement #balancetonporc : « Bien sûr que les femmes sont harcelées, mais moi, je ne connais aucun harceleur, d'ailleurs mon comportement a toujours été aussi nickel-chrome que la moto de Johnny. » Titiou Lecoq en fait également la remarque dans *Libérées !*, son ouvrage sur le non-partage des tâches domestiques : « Je ne rencontrais que les élues chez qui la révolution des esprits et des gestes avait déjà eu lieu [...]. J'étais face à un constat classique, qui revient dans presque toutes les études sur le sujet : quand ils sont interrogés, la plupart des couples trouvent que leur propre répartition est juste[1]. » Encore plus étrange, n'est-ce pas ? Les soucis liés au sexe et à la sexualité n'arrivent qu'aux autres. Les

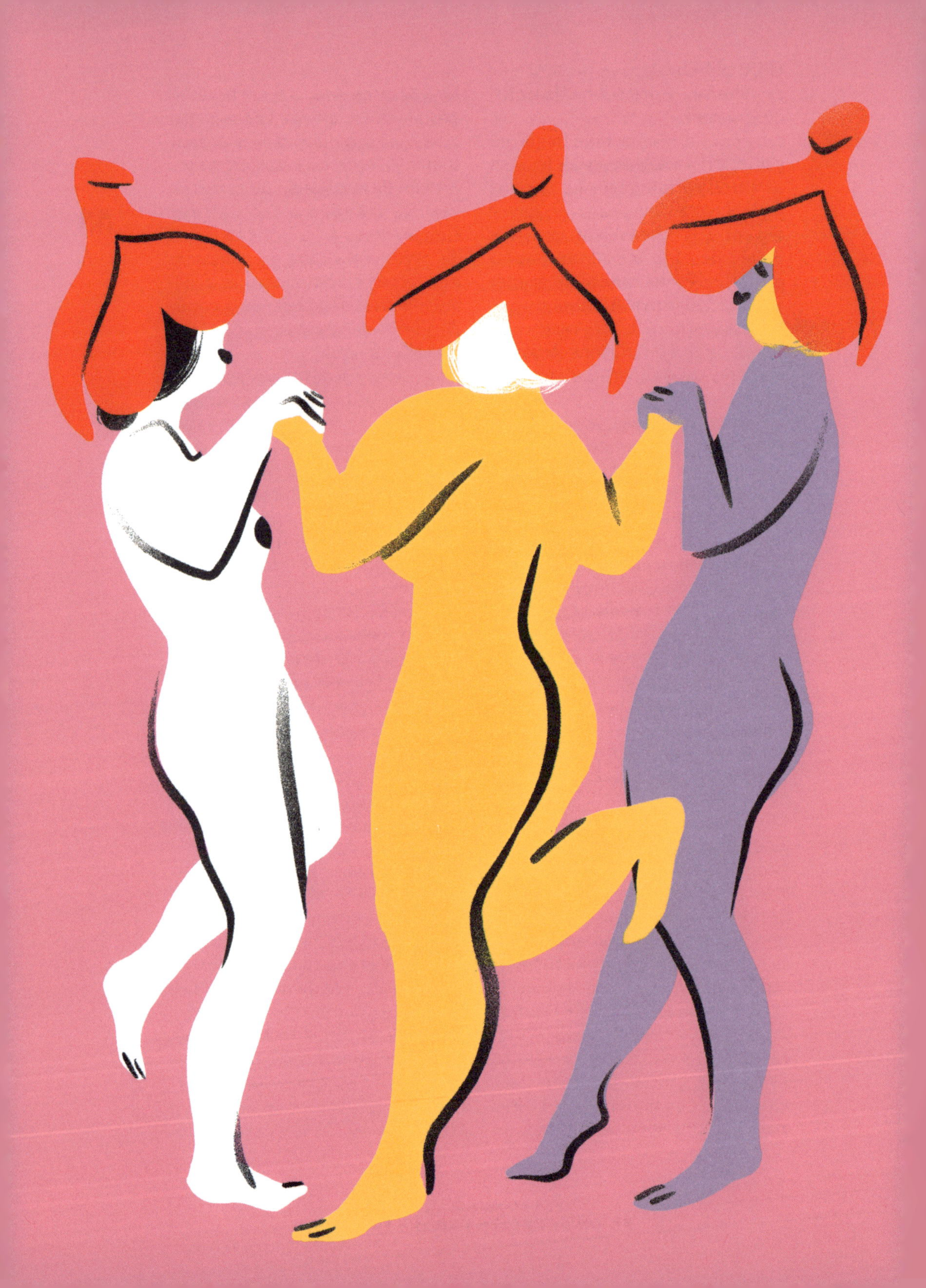

chiffres ? Eh bien, ce ne sont que des chiffres, justement. Abstraits, désincarnés.

Le fait est que les hommes n'ont pas intérêt à intégrer que les femmes soient clitoridiennes. Le rapport vaginal reste à leur avantage, garantissant quasiment leur orgasme (celui des femmes étant aussi garanti que leur chance de gagner à l'EuroMillions). Alors pourquoi les femmes jouent-elles cette mascarade ? Pourquoi n'avons-nous pas (encore) de #clitorismoiaussi ou #fièreclitoridienne ?

Premier problème : le vagin n'est pas disqualifié lors de l'orgasme, #itscomplicated. Une double stimulation est la manière la plus efficace de faire jouir une femme, d'autant que les pieds du clitoris encerclent le vagin. Deuxième blocage, redoutablement pragmatique : le rapport sexuel est expédié plus vite en simulant. Pour les couples moyennement motivés, le sexe vaginal est l'équivalent des spaghettis au micro-ondes : pas terrible, mais suffisant. Enfin, l'orgasme clitoridien reste sous-représenté culturellement. Il est moins graphique au cinéma, moins fusionnel dans la littérature. Le cunnilingus et les caresses sont moins érotisés que le rapport vaginal – mais si 99 % des réalisateurs étaient des réalisatrices, nul doute que nous observerions une érotisation inverse. En attendant, le plaisir qu'on connaît visuellement, le plaisir standard, validé socialement, hypoallergénique, demeure vaginal. Or, comme femmes, nous avons été conditionnées à plaire à notre entourage, quitte à glorifier nos sacrifices. D'où une *omerta* parfaitement intériorisée.

Posez la question

Revenons-en donc à notre boule de cristal. Le sac à linge sale n'est pas vidé – ni celui des tâches domestiques, ni celui du consentement... ni celui de la comédie de l'orgasme vaginal, qui reste à déboulonner. Comme nous le notions au début de cette chronique, la tolérance des femmes aux injustices diminue. Profitez donc bien de la comédie vaginale : à mon avis, elle vit ses dernières heures.

Car soyons réalistes un instant. Si vous êtes un homme hétérosexuel : non, vous ne tombez pas miraculeusement que sur des vaginales. *A priori*, toutes vos dernières partenaires étaient clitoridiennes. Sauf présence de sextoys, sauf organisation de votre vie sexuelle autour de ce qu'on persiste à appeler « préliminaires », sauf sortie du script psychosexuel actuellement en vigueur : soit vos amantes et amoureuses se sont finies à la main pendant que vous preniez une douche, soit elles se sont couchées sans avoir joui. Si vous avez eu plus d'une partenaire sexuelle dans votre vie, sauf aberration statistique, vous n'avez pas fait jouir vaginalement vos ex. Vous ne faites pas jouir votre actuelle. En tout cas, pas comme ça.

Vos ex l'admettront peut-être sous la torture, votre actuelle l'admettra peut-être si vous avez oublié son anniversaire, votre future partenaire ne l'admettra *a priori* jamais, parce qu'elle sait qu'une telle révélation constitue encore aujourd'hui un handicap sur le marché sexuel (une clitoridienne, dans l'imaginaire collectif, c'est presque une frigide... en tout cas c'est une complication).

Pour les couples moyennement motivés, le sexe vaginal est l'équivalent des spaghettis au micro-ondes : pas terrible, mais suffisant.

Vos ex l'admettront peut-être sous la torture, votre actuelle l'admettra peut-être si vous avez oublié son anniversaire, votre future partenaire ne l'admettra a priori *jamais*

Ce que je vous propose de faire, hommes hétérosexuels, va consister à suivre l'exacte même feuille de route que pour les tâches domestiques ou le #metoo : la parole étant incroyablement difficile à faire émerger, posez la question. Vous pouvez m'utiliser : « La chroniqueuse folle à lier du *Monde* prétend que tu es une clitoridienne de l'ombre, je comprends que tu aies eu intérêt à me le cacher, mais cette hypocrisie m'infantilise, je suis un homme adulte, je peux entendre ce nouveau discours, je peux faire avec, es-tu clitoridienne, auquel cas ce serait l'occasion idéale de rebattre les cartes de notre sexualité – ce serait une chance ? »

Posez la question, exprimez votre lassitude face aux simulations de toute nature. Déballons comme un cadeau de Noël cette nouvelle boîte de Pandore (qui, de toute façon, nous pend au nez) : clitoridienne, #moiaussi.

1 Titiou Lecoq, *Libérées ! Le combat féministe se gagne devant le panier de linge sale*, Fayard, 2017, p. 26.

Publié le 8 janvier 2017

Faut-il être mince pour coucher ?

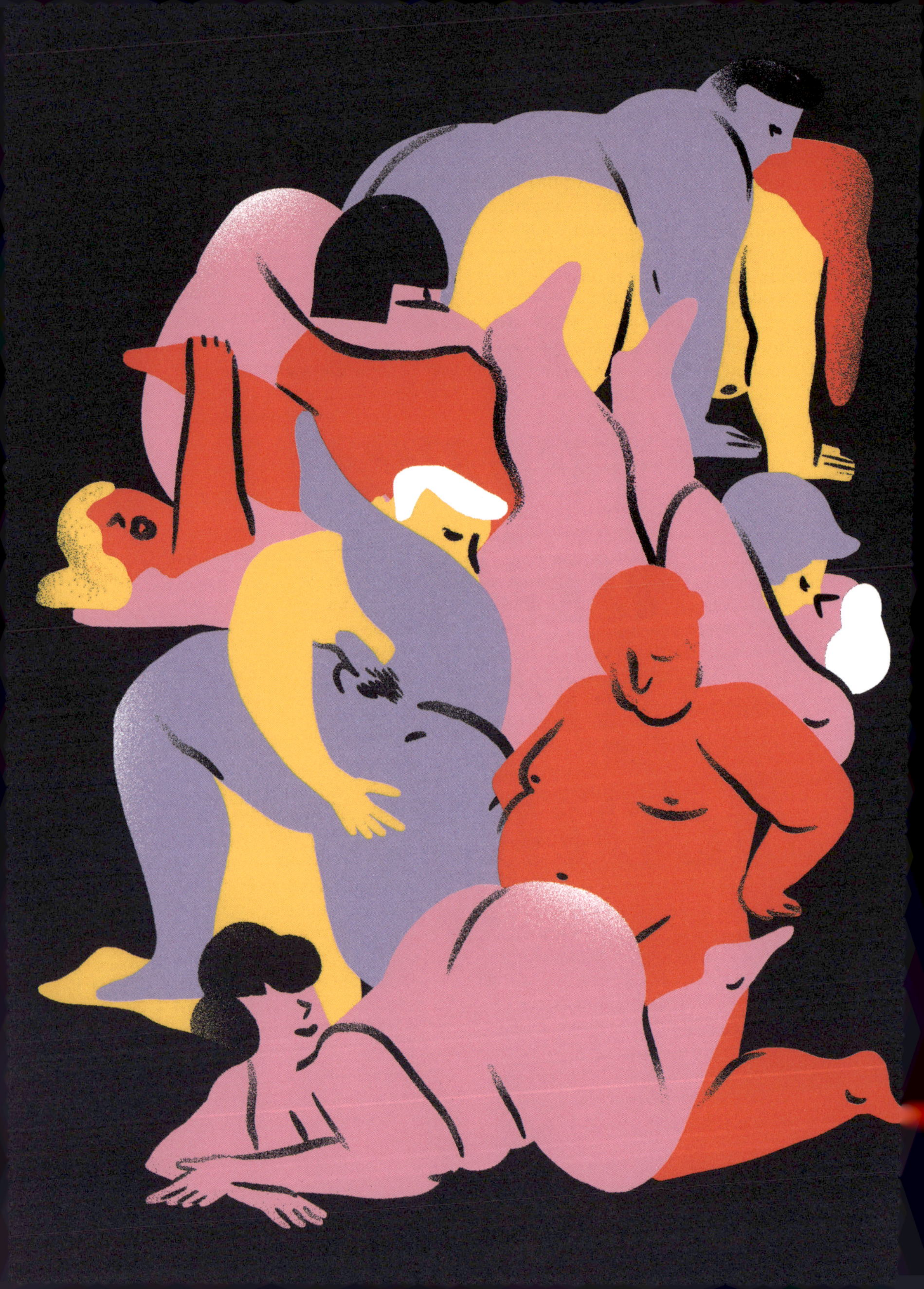

ON SAIT que tout est bon dans le cochon, que le gras c'est la vie, que passer les fêtes rime avec prendre des fesses. Quinze pour cent des Français adultes sont obèses, 32 % sont en surpoids. Ils et elles ont des relations sexuelles… cet aspect étant camouflé sous le tapis et sous des euphémismes portés par des mannequins à peine replets. On ne dit plus « grosse », on dit « pulpeuse » ou « avec des formes » (comme si les minces étaient informes). On ne dit pas « bedonnant » : on parle de *dadbod* (littéralement, « corps de papa »).

En conséquence de quoi, pour ne pas infantiliser une population qui flirte avec la norme statistique, j'emploierai dans cette chronique le mot « gros ». On a le droit d'être ample, empâté, grasse, potelé, rondouillarde, énorme, titanesque. Les gros n'ont pas besoin d'être protégés comme des tigres du Bengale – ils ont des bourrelets, pas une maladie incurable, et soit dit en passant, non, le sexe ne fait pas perdre autant de calories qu'un footing (sauf si vous le pratiquez en tractions, mais ça s'appelle la Légion étrangère). Cela étant clarifié : *quid* du gros sexe ?

Pour commencer, notons que le poids influe très peu sur le nombre de partenaires sexuels. La taille compte (celle du corps, petits malins). Mais, contrairement à ce qu'une culture ultraculpabilisante affirme, reprendre trois macarons ne va pas ruiner vos chances de trouver l'âme sœur, fût-elle sœur pour trois minutes douche comprise (à ce compte-là, mettons que c'est une demi-sœur, ou une cousine germaine). Ce qu'il serait utile de rappeler aux adolescents, sachant qu'un quart des collégiennes aimeraient perdre du poids, et que 13 % sont au régime.

Sans vouloir faire de mauvais jeux de mots, non seulement les gros couchent, mais ils couchent plus large, puisque ce sont les personnes très minces qui déclarent le moins de partenaires[1] (mais ne sautons pas sur les conclusions comme nous sauterions sur une andouillette, car cette spécificité peut autant s'expliquer par une anatomie finalement peu enviable… qu'au contraire, par un succès permettant aux très minces de trouver « la bonne personne » plus tôt).

Mot-clé pornographique

Attention aussi à ne pas fétichiser les gros, à les réduire à un mot-clé pornographique. Il y a vingt ans, on « rassurait » les gros en les représentant comme de bons vivants bien gaillards (avec interdiction de bouder). Il y a dix ans, ils étaient drôles (tous, comme ça, hop !). Aujourd'hui, ils sont sexy, pourvus d'une énergie sexuelle dévorante – sauf qu'à leur apposer des qualités arbitraires, nous sous-entendons qu'ils doivent compenser.

C'est épuisant, et menaçant, notamment quand les « bonnes » intentions servent à exploiter. Internet fourmille de conseils expliquant comment rabattre les gros dans son lit, comment leur faire accepter n'importe quoi – partant du principe qu'ils sont désespérés. On peut sincèrement aimer le contact de la chair tendre (surtout en cette saison), sans en faire un étendard. Nos partenaires sont des individus avant d'être « des gros ».

On a le droit d'être ample, empâté, grasse, potelé, rondouillarde, énorme, titanesque. Les gros n'ont pas besoin d'être protégés comme des tigres du Bengale – ils ont des bourrelets, pas une maladie incurable

Le réel défi pour deux gros partenaires n'est pas d'arriver à la pénétration, mais de trouver un moyen de communiquer sans gêne sur les positions qui leur apportent le plus de confort émotionnel et physique.

Puisque vous n'aurez pas fétichisé, veuillez aussi ne pas invisibiliser. Il y a peu de gros à la télé, mais le poids ne devrait pas être un sujet tabou. Comment voulez-vous prendre soin d'un corps, si vous refusez d'en évoquer les spécificités ? Un gros pénis ne se manipule pas comme un petit pénis, et un gros corps ne se manipule pas comme une silhouette *extra small*. Le sens pratique n'insulte personne, contrairement au silence contrit.

Or, donc, quelles sont les spécificités du gros sexe ? Outre-Atlantique, des ateliers sont consacrés à la question. Pour remettre les points sur les i : coucher avec des gros ne change pas fondamentalement la donne. Il s'agit d'une interaction avec une nouvelle personne, ce qui nécessite une phase d'apprentissage, de négociation, de découverte. Les gros ne sont pas une catégorie uniforme.

Cela dit, il peut être utile de savoir que certains partenaires obèses auront besoin de godemichés plus longs, ou que les sangles d'un harnais doivent être portées au-dessus du ventre pour un meilleur confort. Les sextoys seront particulièrement utiles si les deux partenaires sont en surpoids important. Ensuite, un homme dont l'amplitude du ventre complique l'accès au pénis peut avoir intérêt à se mettre sur le dos (les étoiles de mer se conjuguent très bien au masculin). La position des petites cuillers sera la plus embêtante, mais n'en faites pas une obsession : le *Kamasutra* est un bouquin épais (lui aussi a pris pendant les fêtes), les autres options ne manquent pas.

Si c'est la femme qui est grosse, la position de la levrette est la plus facile – vous pouvez opter pour des coussins permettant de soutenir le bassin pour ne pas vous épuiser. Même chose pour le missionnaire : utiliser des coussins ou le bord du lit permet de surélever les hanches et de faciliter l'accès au sexe (ça marche aussi sur les partenaires minces et adeptes de confort). La position sur le côté revient souvent parmi les conseils de spécialistes, soit avec les genoux repliés vers la poitrine, soit avec une jambe levée qui peut prendre appui sur l'épaule du partenaire.

Communiquer sans gêne

N'imaginez pas non plus, au niveau psychologique, que tous les gros aient accepté leur corps... ou le détestent. Certains ont peur d'écraser leurs partenaires plus minces s'ils ou elles sont au-dessus, d'autres haussent les épaules et rappellent qu'il est difficile de broyer un être humain. Dans le doute, posez la question. Demandez si la personne aime qu'on l'agrippe par le gras (excitant ou horripilant selon les sensibilités). Ne partez pas du principe qu'une grosse poitrine vous autorise à la fameuse « cravate du notaire », que des gros seins sont plus sensibles, ou pire encore, qu'une femme grosse aura le vagin large.

Finalement, le réel défi pour deux gros partenaires n'est pas d'arriver à la pénétration (et même si c'était le cas, les rapports oro-génitaux et les différents outillages sexuels offrent des tractopelles d'alternatives), mais de trouver un moyen de communiquer sans gêne sur les positions qui leur apportent le plus de confort émotionnel et physique – et tant qu'à faire, le plus de plaisir.

À ce titre, il est beaucoup plus utile de perdre sa gêne que de perdre ses kilos – d'autant qu'on n'a pas forcément envie de perdre ses kilos, et que tout le monde n'a pas six mois ou six années à investir juste pour se conformer au modèle contemporain de la désirabilité. Cependant, la gêne est un vrai problème. Le solutionner implique de faire taire un imaginaire collectif pesant et conformiste, donc de réinventer les représentations de la sexualité. Plus facile à dire qu'à faire, me direz-vous… sauf si nous nous mettons tous dans le même camp (celui de la condition humaine). Lutter contre la grossophobie sexuelle ne relève pas seulement de la responsabilité des personnes grosses, mais de la société entière. Quand la moitié d'entre nous est en surpoids, l'autre moitié pourrait soutenir l'effort au lieu de le plomber. On commence quand ?

Quand la moitié d'entre nous est en surpoids, l'autre moitié pourrait soutenir l'effort au lieu de le plomber.

1 Voir David A. Frederick et Brooke N. Jenkins, « Height and Body Mass on the Mating Market: Associations With Number of Sex Partners and Extra-Pair Sex Among Heterosexual Men and Women Aged 18-65 », *Evolutionary Psychology*, vol. 13, n° 3, septembre 2015 (journals.sagepub.com/doi/pdf/10.1177/1474704915604563).

II

NOS PRATIQUES

Faut-il tout essayer sexuellement ?

Deux poids, deux mesures : alors qu'on apprend aux enfants à « goûter avant de dire non » (au risque de retrouver des traînées de purée carotte-camembert sur les murs), nous nous autorisons sexuellement à ne pas goûter. À détester avant d'essayer. À ne pas se faire notre propre idée. Comment justifier ce passe-droit ? La question se pose parce que l'idée de tout essayer est finalement très implantée dans notre culture sexuelle. Les prétentieux se vantent d'avoir tout essayé, les gourmands de vouloir tout essayer.

La lecture d'un dictionnaire des paraphilies ou des *Cent Vingt Journées de Sodome* devrait poser un cadre à cet insondable appétit (nous sommes tous et toutes bien trop paresseux) : on appelle « effet Dunning-Kruger » ce biais de surconfiance qui veut que les personnes les moins compétentes sur un sujet ont l'impression d'en avoir fait trente fois le tour. Si quelqu'un prétend tout connaître en sexualité, ou avoir tout essayé, vous pouvez tabler sur sa virginité.

Univers fantasmatique en expansion

D'ailleurs, à quoi ressemble le « tout » ? Il existe quantité de cartes interactives permettant de se faire une idée de la largeur, et des largesses, de notre champ des possibles. Les niches non seulement se superposent les unes aux autres, mais se multiplient avec le temps : l'univers fantasmatique de l'humanité est en expansion, comme l'univers tout court.

Mais nous ne sommes pas, individuellement, l'humanité – nous avons des limites, forcément. Peut-être ces limites tomberont-elles avec la réalité virtuelle, mais nous n'en sommes pas encore là, ne vendons pas cette très érotique peau d'ours.

Comment pourrait-on se réclamer de toutes les sexualités – jusqu'où ? Les morts ? Les animaux ? Il faudrait vouloir coucher avec tous les humains, tous les non-humains, tous les objets, mais aussi avec la rosée du matin et un clafoutis aux cerises. Ce qui commence à faire beaucoup, même quand on est au chômage.

Voici dix exemples de ce qu'il faudrait « essayer avant de dire non » – dix possibles sur des milliers, en ne parlant que des cas recensés : la momification érotique, le fétichisme de la sueur et des aisselles, la zoophilie, la domination financière, la scatologie, la stimulation électrique, les maladies vénériennes. Et puis, bien sûr, expérience sexuelle ultime : la chasteté. La frustration. La castration. Quoi, ne vouliez-vous pas tout essayer ?

Et, même si c'était possible, serait-on meilleur coucheur parce qu'on a tout essayé ? Ou vaudrait-il mieux avoir moins essayé mais mieux creusé son sujet ? L'essai implique une connaissance superficielle, un passage éclair (notez que sexuellement, d'habitude, on n'aime pas trop les passages éclair) : les vrais vantards ne devraient-ils pas plutôt vanter des spécialisations bien précises – un doctorat en anatomie interne, un master trilingue en cunnilingus ?

Vantardises

On plaisante, on plaisante, mais la question se pose de manière plus problématique que les simples fanfaronnades après trois verres de

Il faudrait vouloir coucher avec tous les humains, tous les non-humains, tous les objets, mais aussi avec la rosée du matin et un clafoutis aux cerises.

Le trio gagnant du fantasme pornographique martelé comme une normalité – triolisme, échangisme, sexe anal, comme si ne pas avoir couché avec deux blondes à l'âge de 30 ans revenait à rater la Rolex de ses 50 ans.

rosé (au passage, avez-vous essayé le sexe en état de coma éthylique ? Si vous voulez tout essayer, c'est un incontournable).

La curiosité sexuelle peut en effet devenir une contrainte : une pression que l'on fait porter sur ses partenaires pour qu'ils acceptent des pratiques qui leur répugnent ou qui les indiffèrent. Les gays et, surtout, les lesbiennes connaissent bien le problème, eux et elles qu'on accuse régulièrement de préférer les relations homosexuelles faute d'avoir essayé les relations hétérosexuelles.

Ainsi, en Afrique du Sud, le viol correctif consiste à imposer des pénétrations aux lesbiennes pour qu'elles rentrent dans le droit chemin (surprise, surprise : ça ne marche pas). Et vous trouverez toujours des psychanalystes de comptoir pour affirmer que les prêtres pédophiles le sont parce qu'ils n'ont pas essayé avec une « vraie » femme.

On voit bien les limites de cet argument inlassablement utilisé pour « convaincre », plutôt les femmes, d'essayer le bondage (passif, comme c'est curieux) ou la sodomie (passive, tiens donc) : quand on parle de tout essayer, c'est surtout pour demander à l'autre de tout essayer.

Mourir idiot

Et, en priorité, le trio gagnant du fantasme pornographique martelé comme une normalité – triolisme, échangisme, sexe anal, comme si ne pas avoir couché avec deux blondes à l'âge de 30 ans revenait à rater la Rolex de ses 50 ans. Vous admettrez que ça fait court, comme incarnation d'un hédonisme solaire.

Revenons donc à nos petits pots carotte-pomme de terre. Même s'il s'agit dans les deux cas de rapport au corps et au plaisir, la sexualité n'est pas comparable à la nourriture (elle n'est pas un besoin vital au niveau individuel, pour commencer). Et même en nourriture, on n'essaie pas tout : rangez immédiatement cette bouteille de Destop.

Alors même que l'accès à la sexualité est l'un des marqueurs du passage à l'âge adulte, la personne qui veut que son partenaire essaie tout traite ce partenaire comme un enfant. Les pressions sont déjà considérables sur les jeunes gens, sommés, entre autres, de perdre leur virginité, de s'adonner au sexe oral, d'épiler leur corps, de montrer leurs parties intimes sur Internet, de jouir à tout prix.

Le discours que nous avons besoin d'entendre n'est certainement pas qu'il faut tout essayer sous peine de mourir idiot/e (la fameuse *fear of missing out*, FoMO des *Millenials* : l'angoisse de rater une expérience), mais au contraire, de réapprendre à essayer quand on en a envie, quand on se sent prêt/e, en prenant la liberté de ne jamais tenter. De passer à côté.

La joie de snober

Prenons donc le parti inverse, si vous le voulez bien. Il se joue quelque chose d'infiniment intéressant dans le renoncement : choisir, c'est renoncer, et quand on choisit, n'est-ce pas qu'on aime ou du moins qu'on préfère ? Qu'on accepte que tout ne soit pas pareil, équivalent, horizontal ?

Nul éloge ici, en quatre volumes cousus de fil blanc, de la sublimation par l'ascèse, mais la simple constatation qu'on peut se satisfaire de n'avoir pas tout fait. Qu'on peut apprécier de rechigner, de se refuser – comme une position, ou comme un jeu, pour faire monter la tension sexuelle.

On peut au contraire préférer se projeter, se garder pour plus tard : ah, peut-être, oui, un jour, quand l'occasion fera le larron. Ou savourer le plaisir un peu acide qu'il y a à se démarquer de la masse – bah ! non, pas moi.

Réhabilitons la joie de snober. D'exercer son esprit critique. De laisser de côté des tendances qui nous semblent ridicules ou immorales (rappel : parler de morale sexuelle n'est pas honteux, même dans ce monde qui fiche le camp, et même en terrasse). Il faut pouvoir dire non pour mieux crier que oui. Restreindre pour exploser.

Quoi qu'en disent les chantres du tout-sexuel, du *carpe diem* intimidant, de la *dolce vita* marathonienne et exhaustive : s'il fallait tout essayer avant de dire non, nous serions dégoûtés du sexe. Comme des enfants malheureux de n'avoir jamais appris la frustration. Qui ne tente rien n'a rien, mais qui tente n'importe quoi n'est pas plus avancé.

Réhabilitons la joie de snober. D'exercer son esprit critique. De laisser de côté des tendances qui nous semblent ridicules ou immorales

Le grand cirque du premier rendez-vous

PROFITER de sa sexualité, ah! le beau programme... Encore faudrait-il y accéder. C'est compliqué? Pas nécessairement. Pour trouver des partenaires, n'allez pas chercher midi de cinq à sept, encore moins réinventer la roue. Aujourd'hui comme hier, les incontournables sont identiques : le travail, le cercle d'amis, le bar, la discothèque, Internet. Voilà. Les présentations étant faites, permettez-moi de nous transporter au premier rendez-vous. Permettez-moi aussi de passer sur les différences de temporalité : aux femmes l'avant-rencontre (le brushing, les bandes de cire), aux hommes le moment même (le choix du programme, la note de frais).

C'est que la première rencontre obéit généralement à un cliché gros comme une baraque à frites : eux proposent, elles disposent. La responsabilité de l'homme permet de déresponsabiliser les femmes, qui maintiennent ainsi leur statut d'objet de désir. Et hop! remarquez comme ces moutons sont bien gardés – comme ils produiront du bon yaourt. Quoi, vous bâillez? De quel droit? Bon, d'accord : vous bâillez parce que vous connaissez par cœur. Vous ne comprenez pas pourquoi nous persistons à nous infliger ces codes complètement désuets. La réponse est simple : justement parce qu'ils sont désuets.

Un premier rendez-vous ne sert pas à innover, mais à rassurer. Il sert à montrer qu'on connaît les usages – quitte à les subvertir par la suite (exactement comme Rimbaud savait composer des sonnets avant d'en dézinguer la forme ou comme Picasso maîtrisait la peinture réaliste).

Babouin intérieur

Recontextualisons : deux personnes qui ne se connaissent pas, ou très peu, envisagent de terminer la nuit ensemble, c'est-à-dire de se mettre nues, dans un espace clos, qu'au moins l'une d'entre elles ne maîtrise pas, à la suite de quoi il faudra mettre son corps plus ou moins à disposition et, comble de la témérité, pour les plus chanceux, s'endormir en présence de ce(tte) presque inconnu(e) qui pourrait nous planter trois poignards dans le dos. Votre babouin intérieur est actuellement en train de se rouler par terre de terreur. Votre instinct de survie le plus élémentaire hurle en silence : « Mais, enfin, Jean-Louis, Jacqueline, aurais-tu perdu tout bon sens? »

C'est là que les codes entrent en jeu. Parce que nous prenons un risque, nous assurons non seulement nos arrières mais aussi nos devants, nos côtés et nos revers. Lors du rendez-vous lui-même, situé comme par hasard dans un lieu public, nous partagerons le pain et le vin. Parce que ça se fait. Nous évoquerons nos hobbys, parce que ça se fait. Nous éviterons soigneusement les sujets comme la politique, la religion ou la santé, parce que ça ne se fait pas.

Nous pourrions sans doute préécrire le texte – nous pourrions certainement chronométrer le timing. Et ça n'a aucune importance : même si nous sommes le plus souvent en désaccord avec ce manuel absurde, nous désaccorderons ensemble... en toute sécurité. Au mieux, cela nouera des complicités : nous rirons de nous-mêmes. En attendant, l'homme tendra gauchement sa carte bancaire

La première rencontre obéit généralement à un cliché gros comme une baraque à frites : eux proposent, elles disposent.

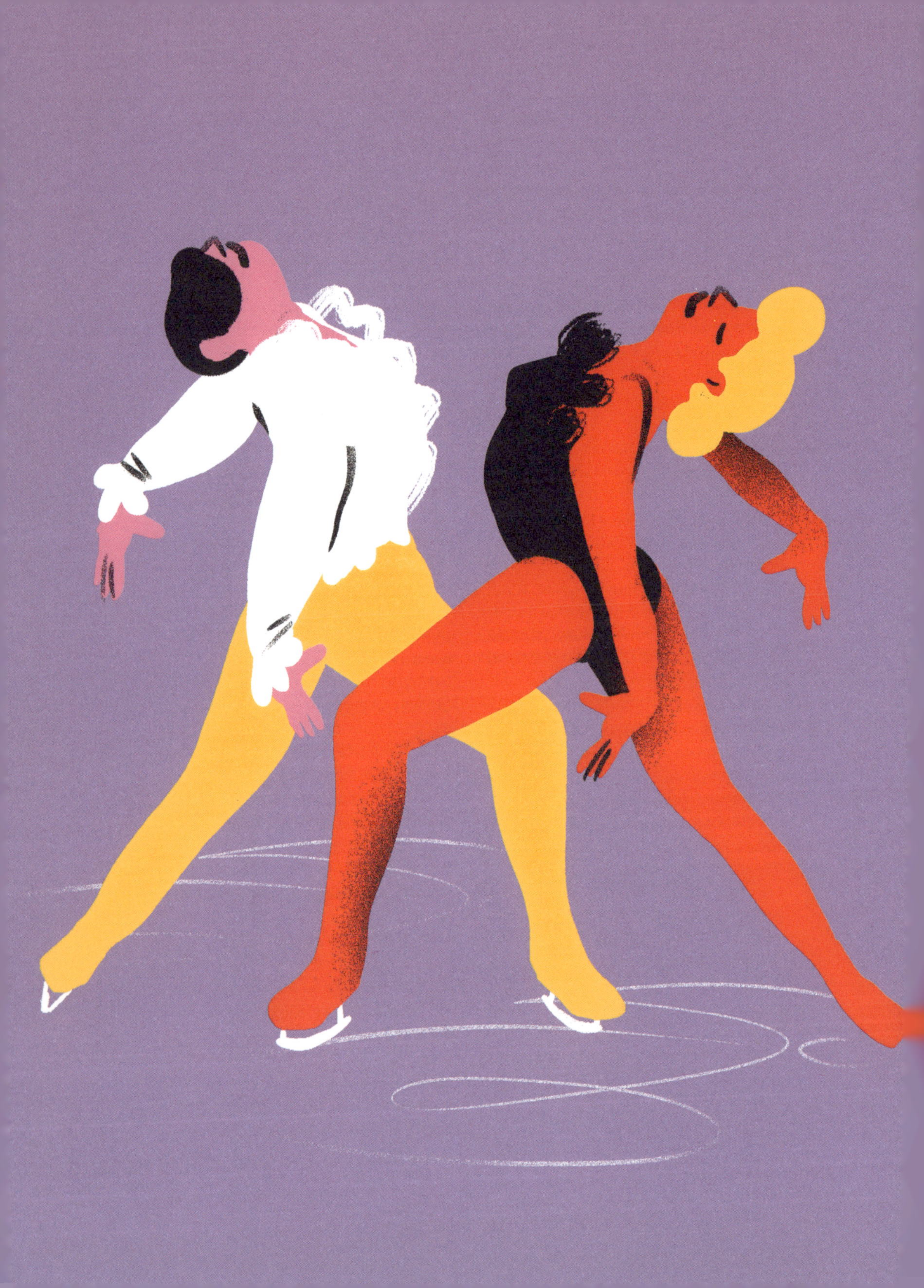

au moment de payer, la femme se fera vaguement prier au moment de partager le clafoutis (les hommes mangent plus en situation de séduction, tandis que les femmes ont tendance à réduire leur apport calorique : le babouin a cessé de se rouler par terre mais il est toujours là).

Parade hilarante

Durant ce parcours obligé, nos patineurs enchaîneront les figures inscrites dans le « Manuel officiel n° 45 », alinéa 4b. Rapprochement des mains, salto. Effleurage des chevilles, double salto. Un bras passé autour des épaules ou de la taille, double axel. Premier baiser sans la langue, parce qu'on passe l'ultime ordalie, triple axel. Deuxième baiser en gorge profonde, pour confirmation, saut périlleux arrière, salut au public, standing ovation, félicitations du jury. Envoyez *Le Lac des cygnes* et la langue de bœuf braisée ! Remettez le *Boléro* de Ravel et l'addition pour la 12 !

Une parade d'autant plus hilarante que si deux personnes se sont infligé une soirée ensemble, c'est qu'elles sont soit d'une politesse exemplaire (et incapables de dire non), soit qu'elles ont déjà décidé que ce très romantique baiser aurait lieu, de préférence entre 21 h 42 et 21 h 47. Le fait même d'avoir accepté un rendez-vous rend l'issue prévisible : dans 95 % des cas, l'affaire est pliée comme un origami. Ensuite, évidemment, vous pouvez toujours menacer de brûler des Juifs ou vomir sur les huîtres – le risque zéro n'existe pas, contrairement à l'antisémitisme et aux crises de foie. Malgré les kilomètres d'articles écrits sur la question, force est de constater que, pour planter un premier rendez-vous, il faut se donner du mal. Le nerf de la guerre s'est joué avant, et se rejouera ensuite.

Le premier rendez-vous n'existe pas

La première nuit obéit aux mêmes rigidités, cela expliquant au passage le fameux « fossé des orgasmes » : alors que les hommes s'attendent à jouir et à grimper aux rideaux lors de leur première interaction avec une nouvelle partenaire, les femmes sont à peine 10 % à connaître l'orgasme[1]. Elles se rattraperont à partir du quatrième rendez-vous (ce qui fait trois de trop). La faute à qui ? Toujours à cette nécessité de suivre des codes archaïques, même quand les deux partenaires savent qu'ils ne fonctionnent pas. On se déshabille, tout en feignant la timidité. On s'embrasse à la gorge, on mordille en prenant soin de montrer qu'on connaît les limites – qu'on est capable d'empathie. Puisque personne n'a le temps d'apprendre ou d'enseigner le fonctionnement spécifique du clitoris en présence, on se contentera soit de zapper les rapports oro-génitaux, soit d'un simulacre de cunnilingus que la femme aura la courtoisie d'abréger au maximum (il s'agit de survivre à la première nuit, pas de prendre du plaisir).

Ces caresses ou coups de langue seront suivis, pour la femme, soit d'une simulation, soit d'une phrase de type « oh ! là là !, je suis chaude comme un bloc d'uranium, passons donc à la pénétration vaginale » (l'homme sait déjà que son amante n'est pas ou peu vaginale, il connaît les statistiques, mais lors de cette

Le fait même d'avoir accepté un rendez-vous rend l'issue prévisible : dans 95 % des cas, l'affaire est pliée comme un origami.

première nuit les participants seront autorisés à faire semblant d'oublier les réalités anatomiques : car, si nous n'oubliions pas, cette introduction à l'intimité prendrait six heures, dont quatre à discuter et une à tracer des schémas, sans parler du *feedback* post-coïtus, or tout le monde doit bosser le lendemain, donc contentons-nous de limiter la casse, ce sera déjà pas mal). S'ensuivent deux positions, généralement le missionnaire, pour montrer sa tendresse, et l'amazone, pour montrer son ouverture d'esprit.

L'objectif masculin sera de tenir trois minutes sans faire mal. L'objectif féminin sera de n'être pas découpée dans une cave, donc de pouvoir recommencer cette première nuit, cette fois en confiance. La vérité, c'est que le premier rendez-vous n'existe pas. Le premier rendez-vous n'est qu'un péage vers le deuxième rendez-vous : vers la rencontre. Pas trop tôt.

le premier rendez-vous n'existe pas. Le premier rendez-vous n'est qu'un péage vers le deuxième rendez-vous : vers la rencontre. Pas trop tôt.

1 Voir Elizabeth A. Armstrong, Paula England et Alison C. K. Fogarty, « Accounting for Women's Orgasm and Sexual Enjoyment in College Hookups and Relationships », *American Sociological Review*, vol. 77, n° 3, juin 2012, p. 435-462.

Gode ceinture

Les femmes sont des hommes comme les autres… surtout quand elles s'approprient l'attribut masculin par excellence : le pénis. À ce titre, le gode ceinture trouble les genres, et depuis longtemps. Le mot *godemichou* apparaît dans la langue française en 1611, et pourrait tirer son nom du latin médiéval *gaude mihi* (« réjouis-moi », tout un programme…). Autant dire qu'on n'a pas attendu les ABCD de l'égalité ou le féminisme de la deuxième vague pour mettre les genres cul par-dessus tête.

Grâce au gode ceinture, non seulement les femmes pénètrent (ce qu'elles pouvaient déjà faire avec leurs doigts ou leurs mains, ou leur rouleau à pâtisserie), mais les hommes eux-mêmes peuvent se rajouter un ou plusieurs pénis de substitution, qui ne se positionneront pas forcément sur le pubis. Le corps se réinvente, multiplie son potentiel, se moque de la nature. Forcément, pour les tenants de la stricte anatomie, ça fait peur.

Le terme « gode ceinture » évoque les châtiments, la pornographie, les ceintures de chasteté, le cuir… à mille lieues des versions actuelles d'une prothèse ludique. De fait, on devrait plutôt parler de gode harnais (avec des sangles pour stabiliser) ou de gode culotte (décliné dans des versions archiféminines a vec dentelles, froufrous et embouts fantaisie). On remarquera au passage qu'il n'est ni rare ni innocent que notre culture persiste à utiliser des mots dramatisants pour disqualifier ou tenir à distance des pratiques qui dérangent. En somme, face à la transgression potentielle de qui porte la culotte, on se débrouille pour faire ceinture.

Publié le 6 mai 2016

Les mille vertus du chevillage

Vous imaginiez que la sodomie était réservée aux couples gays ? Désolée, vous vous mettiez le doigt dans l'œil (c'est un bon début, remarquez). Du côté des couples hétérosexuels, la pratique porte un nom : *pegging*, ou chevillage en bon français. Ce chevillage désigne l'acte pour une femme de pénétrer un homme avec un gode ceinture. Cette pénétration pourra ou non être accompagnée d'une stimulation des autres zones érogènes masculines.

On en parle rarement parce que le débat se concentre sur le massage prostatique, lequel fait une belle percée dans le paysage médiatique – favorisé par ses vertus anti-cancer et les confessions de popstars comme Kanye West. C'est bien, mais juste un doigt, ça ne suffit pas. Ou comme amuse-gueule. Pour passer aux choses sérieuses, il vous faudra :

– une bonne position, c'est-à-dire la levrette, sauf à vouloir se compliquer l'existence. Trop révélateur ? Trop subversif ? Si les femmes peuvent se mettre à genoux, les hommes aussi : affirmer que la seconde option serait plus dégradante que la première vous ferait reculer de deux siècles, or croyez-moi, les soins dentaires étaient très mauvais à l'époque ;

– un bon lubrifiant spécialisé – j'insiste sur ce point ! N'allez pas suivre votre instinct en pharmacie en prenant un flacon rassurant semé de jolies couleurs : la plupart des grandes marques vendent des gels à l'eau qui collent au bout de trois secondes. Optez pour des gels à base de silicone ;

– l'outillage lui-même. Pour le harnais (la ceinture portée par la femme), une seule règle : vous voulez que ça tienne, donc vous pouvez oublier les structures délicates à lacets. Il faut que le harnais soutienne le poids du sextoy et idéalement, qu'il s'ajuste avec des sangles. Pour l'embout pénien lui-même, outre qu'il sera compatible avec le harnais (souvent les deux seront vendus ensemble) – veillez à ne pas avoir les yeux plus gros que le bas-ventre. Cela peut sembler paradoxal, mais les débutants, dans leur enthousiasme, ont tendance à surestimer leurs appétits. Une tendance encouragée par certains des gros acteurs du marché du sextoy, qui se sont fait une spécialité de produire des jouets trop imposants. N'allez pas au-delà du format d'un pénis « normal » (seize centimètres) et si possible, allez en dessous. Il serait dommage de vous dégoûter à jamais à cause d'un achat irréaliste.

Armez-vous aussi de patience et d'humour. Comme pour les autres pratiques sexuelles !

Lâcher prise sur le contrôle des opérations

Ensuite, la grande question : pourquoi sodomiser son homme ? Pourquoi se laisser sodomiser par sa compagne ? Parce que ça fait du bien, déjà. Si, contrairement à la croyance collective concernant « les actifs » et « les passifs » (avec un vocabulaire pareil, on se croirait dans les *Panama Papers*), tous les homosexuels ne pratiquent pas la sodomie, ceux qui la subissent ne sont pas fous à lier. Pas plus que ne sont toutes masochistes les femmes qui apprécient cette variation. On peut bien sûr souffrir d'une insertion mal préparée, ou du stress, ou

Si les femmes peuvent se mettre à genoux, les hommes aussi : affirmer que la seconde option serait plus dégradante que la première vous ferait reculer de deux siècles

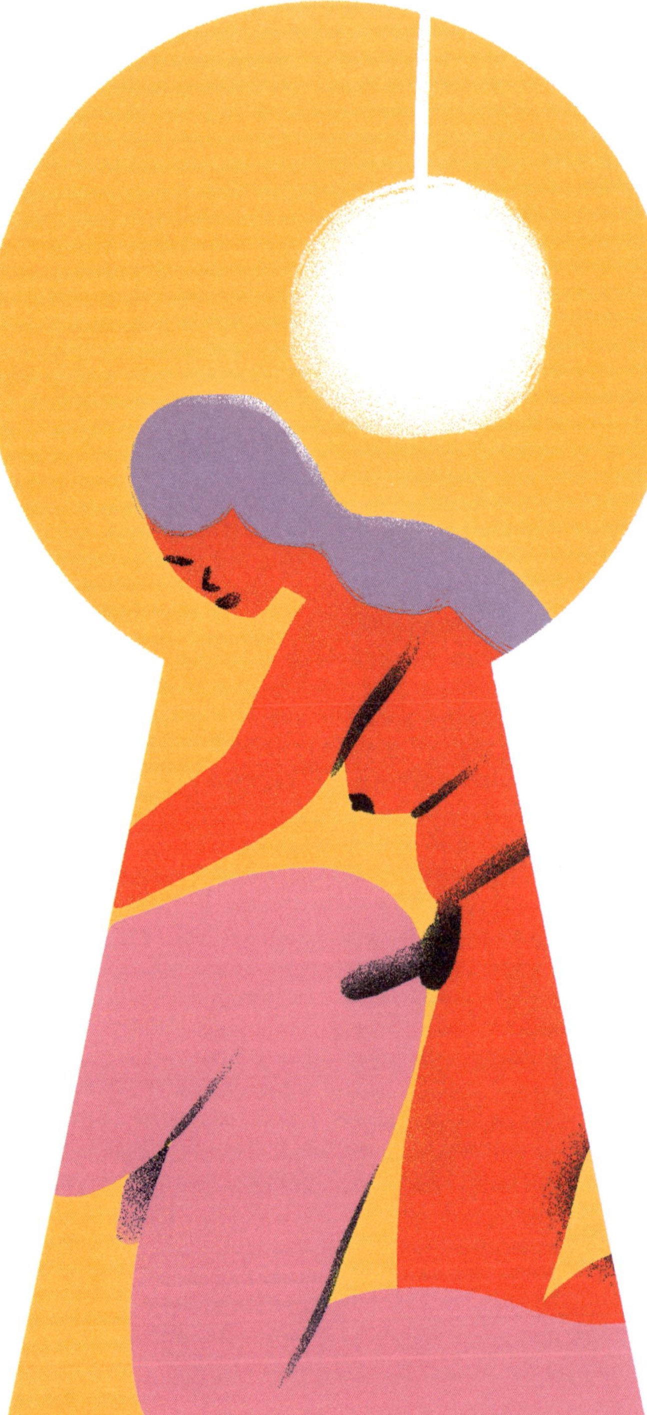

de l'inexpérience de sa partenaire, mais tout de même : si tant d'individus acceptent de tenter la sodomie à un moment ou à un autre, c'est bien qu'il existe une vague espérance de plaisir dans l'histoire. De fait, les orgasmes du derrière, obtenus souvent en combinaison avec une stimulation du pénis et/ou des testicules, sont décrits par leurs adeptes comme plus intenses, plus longs, plus profonds. Ne me dites pas que ça ne fait pas envie.

Deuxième argument, la variation. Si vous avez épuisé douze fois le *Kamasutra* mais que vous n'avez jamais tenté le chevillage, je respecte votre souplesse et votre musculature, mais je reste perplexe quant à vos priorités. Sachant que les nouvelles expériences renforcent le couple, pourquoi ne pas sortir plus souvent de notre zone de confort – sans entrer pour autant dans une zone d'inconfort ? Les plus blasés des mâles font parfois les malins en affirmant que les femmes n'ont pas assez d'orifices (*sic*) et qu'ils nous en colleraient bien un quatrième quelque part : bizarrement, ils n'ont pas pensé qu'en couple hétérosexuel, nous en avions cinq.

Troisième argument, fondamental : le chevillage permet d'expérimenter la réciprocité sexuelle. C'est bon pour votre empathie mutuelle, et ça paiera sur le long terme. Pour les maris, sans surprise, il s'agira de lâcher prise sur le contrôle des opérations. Alors que, traditionnellement, la responsabilité vous revient des positions, de la gestion de la pression, du rythme, de la compréhension télépathique de l'autre, vous allez pouvoir vous reposer. Quoique...

Le chevillage, ça rapproche

Vous serez peut-être surpris, si vous êtes un ignoble macho (je suis sûre que non), de découvrir que les femmes ne sont pas si paresseuses et qu'une pénétration reçue demande d'y participer – de se détendre, de s'ouvrir. En acceptant de recevoir un corps étranger en vous, il y a de fortes chances que vous accédiez à un niveau d'intimité physique auquel vous n'êtes pas habitué. Non seulement vous offrez votre capacité de contrôle et votre corps, mais vous offrez une partie taboue de votre anatomie. C'est un joli cadeau. Si tout va bien dans votre couple, si vous en avez vraiment envie (vous, et elle), le chevillage devrait vous rapprocher pour un bout de temps.

Au rayon des éventuelles surprises : attendez-vous à des vulnérabilités et aux complexes associés – la peur de sentir, de salir, de subir le regard des autres dans son dos. Côté senteurs et salissures, suivez votre hygiène habituelle. Nous ne sommes pas dans un film comique pour ados. Tout ira bien. Côté regard, faites confiance à la bienveillance de votre compagne. En vous offrant à son évaluation, vous comprendrez mieux les défis de certains types de nudité. Notamment en levrette. Car, s'il peut se révéler compromettant pour un homme de ne pas agir, il est tout aussi compromettant de ne pas *voir*. Si la chose vous semble insurmontable (le contact visuel peut rassurer), allongez-vous sur le dos avec un coussin sous vos fesses. Ce sera moins facile, mais votre bien-être mental est tout aussi important que vos sensations physiques.

Vous serez peut-être surpris, si vous êtes un ignoble macho, de découvrir que les femmes ne sont pas si paresseuses et qu'une pénétration reçue demande d'y participer

En chevillant votre mari, vous perdez une part de confort sexuel : celle qui consiste à ne pouvoir blesser personne.

Pour les épouses, retournons la situation : en prenant la place de la pénétrante, vous allez avoir peur. C'est une bonne nouvelle. Si votre rôle le plus actif jusqu'ici a consisté à donner des fellations ou vous mettre au-dessus pour une amazone, le chevillage semblera plus risqué. Plus précisément, vous aurez peur de mal faire, de faire mal. N'en faites pas une raison de refuser. Votre homme traverse les mêmes affres à chaque rapport, et vous mettre dans ses baskets vous fera reconsidérer ses choix d'un œil nouveau – pourquoi parfois il manque de témérité, pourquoi parfois il vous fait mal. On peut grimacer de joie, avoir le souffle coupé de douleur, se tortiller de désir, gémir de frustration… ou gémir de douleur, se tortiller de joie, avoir le souffle coupé de désir, grimacer de frustration. En chevillant votre mari, vous perdez une part de confort sexuel : celle qui consiste à ne pouvoir blesser personne.

Une île déserte du couple

Vous pourriez être tentée de vous défiler (personne ne vous oblige, hein !) parce que vous n'avez rien à gagner au chevillage : après tout, un godemiché n'est pas un pénis, il ne titillera pas vos nerfs personnels. Pas très fair-play comme attitude, mais les égoïstes pourront se consoler avec un gode ceinture à double pénétration : quand vous pénétrez votre compagnon, vous vous pénétrez aussi. Cela dit, pour une première fois, je ne recommande pas – vous seriez distraite. En outre l'intérêt du chevillage dépasse largement le plaisir physique : voir son mari en situation de vulnérabilité (c'est à prévoir, au moins au début), outre le plaisir psychologique que cela entraîne, permet de le découvrir sous un nouveau jour, permet d'avoir sa jouissance entre les mains (enfin… entre les hanches) et de constater que quand on a la possibilité de faire du mal à quelqu'un qu'on aime… on est plutôt portée à vouloir le protéger de toutes ses forces. L'empathie marche à plein. Vous pourriez bien retomber amoureuse (et lui aussi).

Enfin, dernière raison parmi mille de tenter sa chance : le chevillage est encore secret. Il offre, à ce titre, non seulement une glissade dans le monde émotionnel de l'autre, mais aussi le luxe d'une pratique réellement privée. Une île déserte du couple, à l'abri du regard public, insoupçonnée. Profitez-en vite, j'ai l'impression que ça ne durera pas.

Publié le 10 février 2019

De la normalité sexuelle en général, et du missionnaire en particulier

Avant de voir la paille dans l'œil du fist-fucking, l'évangile selon Maïa vous invite aujourd'hui à considérer la poutre dans vos bizarreries.

Aujourd'hui, je comptais vous parler de *fist-fucking*. J'anticipais la question habituelle : le *fist-fucking*, pourquoi ? Avec son sous-entendu évident : le *fist-fucking*, quelle idée bizarre. Seulement, la bizarrerie est une question de regard, et quand on oublie de regarder, on passe à côté de la bizarrerie. En l'occurrence, le missionnaire du samedi soir nous semble aussi naturel que l'air qu'on respire… mais uniquement parce que le processus de normalisation produit un aveuglement. En conséquence de quoi, avant de voir la paille dans l'œil du *fist-fucking* (ne m'embêtez pas avec l'anatomie, d'accord ?), l'évangile selon Maïa vous invite aujourd'hui à considérer la poutre dans vos bizarreries. En commençant par la moins contestable de nos pratiques : la pénétration vaginale d'une femme par un homme (en missionnaire de préférence).

Normale, cette pénétration ? Trop normale ? Pas si sûr. Le principe même interpelle : que faisons-nous quand nous aimons et désirons une personne, dont nous espérons l'amour et le désir en retour ? Nous mettons au cœur de l'action les seules parties de notre corps considérées comme méprisables, sales ou mauvaises. Les hétérosexuels s'infligent au passage une double dose d'irrationalité : si notre système de pensée est fondé sur l'idée que l'autre est fondamentalement incompréhensible, pourquoi considérer comme normal de faire coucher les hommes et les femmes ensemble ? Et pourtant. Nous persistons à affirmer que l'hétérosexualité constitue le câblage raisonnable. Il faudrait se décider…

Venons-en aux travaux pratiques : ah ! le missionnaire… Côté ergonomie, excusez-moi, mais on a fait mieux. Mettre la personne la plus lourde au-dessus, c'est comme enfiler un slip par-dessus son pantalon. Quant à la norme voulant que ce missionnaire se produise dans un lit, elle présente des désavantages tout aussi perturbants : déjà, sous les draps, les créatures visuelles que nous sommes ne voient rien, et deuxièmement, nous n'allons au lit que quand nous sommes crevés. Du coup, malgré notre accord implicite sur le fait que la sexualité cimente le couple, nous casons cette activité au moment où nous manquons d'énergie et d'attention. Si votre maçon cimentait de cette manière, vous vivriez déjà dans les décombres de votre appartement.

Une pratique qui ne marche pas

Parlons maintenant du missionnaire réussi, selon nos normes contemporaines. Pour les femmes, l'enjeu consiste à avoir un orgasme là où nous savons pertinemment que seule une minorité y parvient. Je retraduis : notre normalité consiste à utiliser une pratique qui ne marche pas, pour des résultats qu'on n'obtiendra pas. Confrontés à notre déception, plutôt que de changer de pratique (« oh ! un clitoris »), nous essayons de changer l'anatomie des femmes (« voudrais-tu bien fourrer ton clitoris au niveau du col de l'utérus ? merci »). Je veux bien, mais ce n'est pas simple.

Pour les hommes, le missionnaire réussi repose sur une performance physique dont le barème est la répétition. Pour résumer, le missionnaire consiste à hésiter (dedans ? dehors ?) sur une amplitude d'environ cinq centimètres, pendant le plus longtemps possible, sous les applaudissements du public. Et maintenant, la question qui tue du dimanche : si le *fist-fucking* consiste à prendre le plus de place possible et que le missionnaire consiste à prendre autant de temps que possible, quelle forme de sagesse doit-on utiliser pour affirmer que privilégier l'espace est plus fondamentalement bizarre que privilégier le temps ? (Einstein, sors de ta tombe.)

Venons-en à l'argument-miracle : le missionnaire permet de faire des bébés. Oups, désolée, il s'agit en fait d'un contre-argument. Car, au risque de faire s'évanouir les adeptes du « croissez-multipliez » (n'oubliez pas le « mangez-bougez »), la norme, pendant un rapport sexuel, c'est de ne pas vouloir faire de bébés. Si nous cherchons à reproduire l'espèce pendant 1 % de nos rapports sexuels, c'est un grand maximum : de fait, nous dépensons une énergie folle à éviter d'avoir des enfants. Et pourtant. Ces 1 % de rapports à but procréatif informent les pratiques des 99 % de rapports non procréatifs (auxquels, du coup, nous ajoutons des contraceptifs... tout est normal). Avec à la clef, une décision pour le moins extravagante : à des fins de plaisir, nous utilisons une technique reproductive qui ne donne pas tant de plaisir que ça. Autant utiliser des baguettes chinoises comme un rouleau à pâtisserie.

Oh !... et puisque nous pataugeons dans le royaume du sexe parfaitement licite : peut-on parler de notre obsession pour la pudeur ? Trouvez-vous raisonnable d'être intimidé par les partenaires « trop » expérimentés ? Ne devrions-nous pas les admirer, au lieu de constamment les juger – même si ce sont des femmes ? Par ailleurs, si la chasteté de vos partenaires sert à marquer votre territoire, quelle différence avec les pratiques urophiles ? Autant faire pipi sur votre fiancé(e), ça ne sera pas moins bizarre.

Mais peut-être vous méfiez-vous des pratiques *hard*. Ah ! Une catégorisation commode ! Non seulement le missionnaire peut parfaitement se pratiquer avec brutalité, mais en termes de validation sociale, on l'en appréciera d'autant mieux (« c'est tellement meilleur quand ça fait un peu mal »). Il y a des fellations *hard* (quand on force la personne receveuse), des cunnilingus qui étouffent (ça s'appelle le *face-sitting*), des tortures qui utilisent les caresses (un coup de plumeau ?) ou le rire (quelques chatouilles ?). Quant à notre fameux *fist-fucking*, il va de soi que, sauf intention sadique ou brutale explicite, ses adeptes l'opèrent avec la plus grande douceur.

Une décision pour le moins extravagante : à des fins de plaisir, nous utilisons une technique reproductive qui ne donne pas tant de plaisir que ça.

Paresse intellectuelle

Revenons-en donc à nos moutons : qualifier sa sexualité de normale et les autres sexualités de bizarres, c'est carrément de la paresse intellectuelle. L'hétérosexuel lambda n'est pas moins étrange que les fétichistes, polyamoureux, adeptes de pizzas hawaïennes. Avec un peu d'humilité et d'autodérision, les fanatiques du missionnaire pourraient même revendiquer les très populaires mots de *queer* (c'est le Q de LGBTQ, qui signifie « étrange, marrant ») et de *kink* (« entortillé, tordu, anormal »).

Rappelons en outre deux choses. La première, c'est que les fantasmes considérés comme anormaux peuvent être statistiquement normaux : c'est le cas du sadomasochisme ou du sexe de groupe. La seconde, c'est que notre normalité est tellement étroite qu'elle est littéralement invivable. Nous en sortons constamment parce que nous ne pouvons pas rester dedans. C'est impossible. Même les censeurs de service se voient régulièrement surpris dans l'embarras (pour dire le moins).

Sur Google, la question « Am I normal ? » affiche plus de deux milliards de résultats. Je me permets de les synthétiser pour vous : la bizarrerie est la forme la mieux partagée de normalité. Quand on marche dans le rang, on marche avant tout sur la tête.

Les fantasmes considérés comme anormaux peuvent être statistiquement normaux : c'est le cas du sadomasochisme ou du sexe de groupe.

Publié le 3 mars 2019

Les hommes simulent aussi… et pourraient le faire plus

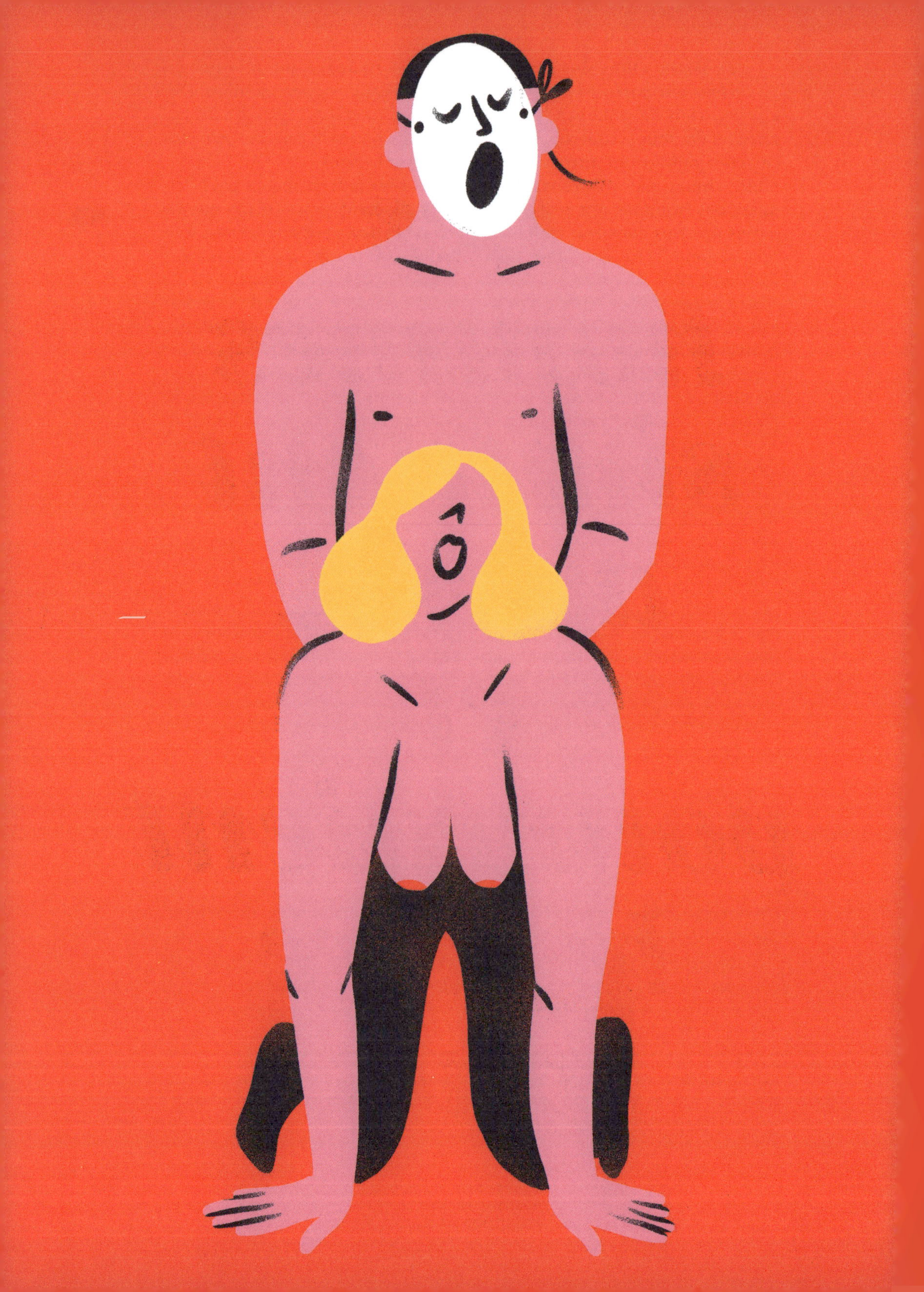

LES DEUX TIERS des femmes simulent parfois l'orgasme : *a priori*, rien de nouveau sous le soleil (enfin, sous la couette...). Mais ce serait oublier un autre chiffre, moins connu, plus surprenant : un quart des hommes ont simulé au moins une fois dans leur vie (27 % précisément[1]). Et ils étaient déjà 25 % en 2009[2]. Attendez, les choses se gâtent : en janvier 2019, on trouvait 42 % de mâles simulateurs[3]. La moitié des homosexuels seraient concernés, un tiers des bisexuels et un quart des hétérosexuels (cette répartition ne se retrouve pas chez les femmes : les lesbiennes simulent moins que les hétérosexuelles).

Bien sûr, la fréquence de ces cachotteries reste faible : 1,7 % seulement des hommes simulent régulièrement, mais 11 % des femmes. Logique, quand on sait que 90 % des hommes ont un orgasme à tous les coups ou presque, contre la moitié des femmes (celles qui ont toujours des orgasmes sont moins de 10 %).

Banals, ces petits arrangements avec le réel ? Pas tant que ça. Car ces simulations masculines, quand elles sont découvertes, sont très dramatisées : elles aboutissent à une dispute dans 21 % des cas, et dans une séparation dans 15 % des cas. Chez les femmes, la simulation a des conséquences beaucoup plus bénignes. Elles ont d'ailleurs moins honte de simuler que les hommes.

Et pourtant ! Faux-semblants, vrais problèmes : 57 % des hommes ont déjà peiné à atteindre l'orgasme[4]. Un phénomène normal, perçu comme une défaillance dans notre culture de la performance sexuelle. Car le vrai mâle, comme chacun sait (hum hum...), bande comme un âne, copule comme un lapin et jouit comme un robot. Difficile de ne pas comprendre les raisons qui poussent certains individus à sauver la face !

Et après tout, pourquoi pas ? Personnellement, je suis d'avis que les hommes devraient simuler plus souvent. Ou, plutôt, qu'ils devraient simuler plus amplement. Car s'il est un aspect frustrant de la sexualité masculine sauce traditionnelle, c'est son redoutable manque d'expressivité (sans généraliser évidemment, #notallmen). Le syndrome du concombre de mer répond ainsi au syndrome de l'étoile de mer (c'est ainsi que sont désignées les femmes inertes pendant l'amour).

Deux poids, deux mesures

Nous touchons là un phénomène de deux poids deux mesures désagréable : une femme peu expressive sera traitée de frigide ou de mal baisée. Mais un homme conservant un masque mortuaire pendant l'acte ne sera jamais traité de mal baiseur ou de piètre forniqueur, ou même d'amant ennuyeux. Les hommes sont – seuls – dispensés de l'obligation d'exprimer leur plaisir.

Quels que soient les prétextes qui la justifient, cette autocensure est apprise. Elle correspond à l'attente sociale concernant la masculinité traditionnelle : quand on a des sentiments, on serre les dents. Le ressenti est perçu comme féminin, donc peu glorieux, voire humiliant : on dit par exemple que les sentiments « dégoulinent » (comme le sexe, ces choses sont un peu sales).

À cela s'ajoute une question de vulnérabilité : montrer son plaisir,

Car le vrai mâle, comme chacun sait, bande comme un âne, copule comme un lapin et jouit comme un robot.

Nos expressions faciales pendant l'orgasme sont culturellement variables. Les Occidentaux ouvrent la bouche en O, les Asiatiques sourient et plissent les yeux.

c'est accepter d'avoir été touché. C'est rappeler qu'on n'est pas un pur esprit flottant au-dessus de l'édredon (même si ce serait amusant). Pire encore, s'exprimer implique qu'on est en train de recevoir du plaisir, or la position masculine consiste à donner, certainement pas à recevoir – comme si le rapport sexuel était une expérience masculine purement sacrificielle (ça se saurait) et comme s'il fallait tenir des rôles unilatéraux (un envoyeur, une destinataire, donc zéro partage).

De même que certains hommes simulent, certains concombres de mer seraient bien inspirés de repenser leurs modalités de participation au rapport sexuel. Nulle sournoiserie là-dedans, puisque toute expression sexuelle relève de la simulation. Par exemple, nos expressions faciales pendant l'orgasme sont culturellement variables. Les Occidentaux ouvrent la bouche en O, les Asiatiques sourient et plissent les yeux[5].

Tout orgasme est simulé

Au royaume des contrefaçons, tout orgasme est simulé. Soit entièrement, soit partiellement. Dans ces conditions, pourquoi ne pas simuler un peu plus de motivation pendant le reste du rapport sexuel ?

Bien sûr, cette forme de dévoilement demande de la confiance (« je suis légitime pour exprimer mon plaisir ») et des compétences (« je vais m'exprimer de telle ou telle manière »), lesquelles ont culturellement tendance à faire défaut aux hommes. Les femmes bénéficient d'un répertoire riche et constamment actualisé d'expressions : de Hollywood au X en passant par la publicité ou la photographie, le visage féminin extatique baigne notre quotidien. Les hommes sont moins montrés. Dans le porno, leur visage n'apparaît pas toujours. Du coup, les modèles masculins extatiques restent partiellement à inventer (par vous, chers lecteurs).

Mais peut-être n'avez-vous pas l'envie, ou le courage, de vous lancer dans une éblouissante mascarade. Je vous rassure : vous n'êtes pas obligé de pousser des gémissements de mouton ou de rouler des yeux… Utilisez simplement le langage du visage, du corps et, bien sûr, le langage tout court. Vous pouvez exprimer votre bien-être ou votre gratitude verbalement pendant le rapport sexuel, mais aussi après.

Le jeu (d'acteur) en vaut la chandelle ! Tout d'abord parce qu'exprimer son plaisir lors d'une activité plaisante relève du minimum de politesse (vos partenaires font des efforts et possèdent des compétences sexuelles, ils/elles méritent votre appréciation enthousiaste). Ensuite, parce que ces épanchements sont extrêmement motivants. Enfin, parce que montrer son plaisir est une forme de *feedback* : en exprimant son ressenti en nuances, avec des gradations, on transmet un savoir – ce qui marche, ce qui marche moins, ce qui coince, ce qui précipite l'orgasme, etc. En somme, on communique.

Bien sûr, si vous simulez, le sexe cesse d'incarner le Lieu de l'Authenticité Absolue (en majuscules). Cette tension entre le réel biologique et l'expression sociale peut agacer : en attendant, elle définit notre condition humaine. Et surtout, attention :

ce n'est pas parce que c'est culturel que ce n'est pas authentique. Le plaisir pris demeure parfaitement réel. D'ailleurs, même si tout était faux du début à la fin, la simulation constituerait encore une preuve authentique de votre attachement à votre partenaire (on ne cherche pas à impressionner quelqu'un dont on se fiche).

Il s'agit essentiellement de troquer une performance contre une autre : c'est soit la mascarade du plaisir (« ça me plaît, oui, encore »), soit la mascarade de la masculinité vieille école (« je ne ressens rien, je suis une statue de cire »). La première permet de partager le moment, la seconde vous isole. Alors, il arrive, ce gémissement de mouton ?

Il s'agit essentiellement de troquer une performance contre une autre : c'est soit la mascarade du plaisir ; soit la mascarade de la masculinité vieille école

1 Enquête Zava 2019, réalisée en Europe et aux États-Unis (www.zavamed.com/fr/orgasme-pourquoi-simuler.html).
2 Charlene L. Muehlenhard et Sheena K. Shippee, « Men's and Women's Reports of Pretending Orgasm », *Journal of Sex Research*, vol. 47, nº 6, novembre-décembre 2010, p. 552-567.
3 « #tasjoui? : enquête sur le "Gap orgasm" entre hommes et femmes », étude Ifop/Online Séduction, janvier 2019 (www.ifop.com/wp-content/uploads/2019/02/116042-Analyse_Ifop-2019.02.12.pdf).
4 *Ibid.*
5 Voir Chaona Chen *et al.*, « Distinct facial expressions represent pain and pleasure across cultures », *PNAS*, vol. 115, nº 43, octobre 2018, E10013-E10021 (www.pnas.org/content/pnas/115/43/E10013.full.pdf).

Publié le 23 septembre 2018

Partagée, guidée, transcendée : la masturbation n'est pas qu'un plaisir solitaire

A PRIORI, quand on pense masturbation, ce n'est pas exactement l'aventure qui nous vient à l'esprit. Sans entrer dans des détails logistiques (êtes-vous plutôt nouilles tièdes ou banane bio, jet dentaire ou vibro high-tech ?), la plupart d'entre nous préfèrent considérer cette activité comme un pis-aller : mécanique, hygiénique, une tâche dont on se débarrasse au mieux dans une relative indifférence, au pire dans la culpabilité. Notre efficacité s'y mesure en termes de rapidité, pas en termes d'intensité (imaginez si nous en faisions autant pendant les rapports à deux).

Pourtant, aucun code pénal n'interdit d'utiliser la masturbation dans les rapports de couple. Qu'on affronte les défis d'une relation longue distance ou les conséquences d'une maladie, qu'on expérimente un retour de couches ou une chute de libido, ou, plus positivement, qu'on souhaite étendre son répertoire sexuel ou son intimité avec l'autre, la masturbation peut constituer une option satisfaisante. Et pas seulement comme second choix, mais comme pratique à part entière, avec son vocabulaire, ses espaces de liberté et ses limites – une autre manière de prêter main-forte, sans utilisation systématique des organes génitaux. (D'ailleurs, aussi romantique que soit l'idée d'un accès illimité au corps aimé, nous possédons toutes et tous des espaces de restriction : il est tout aussi raisonnable et naturel de bouder la pénétration vaginale que de refuser la sodomie ou le cunnilingus. Exactement de la même manière qu'on refuse la douleur, les galipettes en présence du chien ou la brouette javanaise dans la chambre d'ami des beaux-parents. Personne ne donne tout, tout le temps.)

Partager la masturbation, donc – c'est-à-dire transgresser le tabou d'un onanisme secret et, dans la foulée, parce que le sexe est politique, légitimer la pratique. Si ça n'est plus obscène, si ça devient visible, alors on peut enfin se détendre. Et profiter. Ces masturbations partagées se produisent en présence du partenaire, qui peut jouer le rôle de voyeur (« je suis là, je regarde, je valide »), de pourvoyeur d'encouragements (« je t'écoute, je te parle, je commente ») ou de participant secondaire (« je te caresse en même temps, je t'embrasse, je stimule »). On peut toucher ou serrer les testicules, s'occuper de la lubrification, jouer avec la prostate, titiller le clitoris, pénétrer digitalement le vagin ou l'anus, utiliser des sextoys, pincer les seins, lécher les coudes, limer les ongles... selon les préférences.

Masturbations guidées

Viennent ensuite les masturbations guidées : dans cette configuration, le partenaire « chaste » (il faut le dire vite) contrôle les agissements du masturbateur. Cette guidance peut s'opérer en élaborant un scénario, façon jeux de rôle, ou tout simplement en parlant ; à quelques centimètres l'un de l'autre, ou par communication transatlantique. Le ou la guide exerce sa mainmise sur le contexte (« fais-le dans la cuisine »), sur le public (« ouvre les rideaux, que les voisins puissent te voir »), sur les actes eux-mêmes (« plus vite, moins vite, serre fort,

Mécanique, hygiénique, une tâche dont on se débarrasse au mieux dans une relative indifférence, au pire dans la culpabilité.

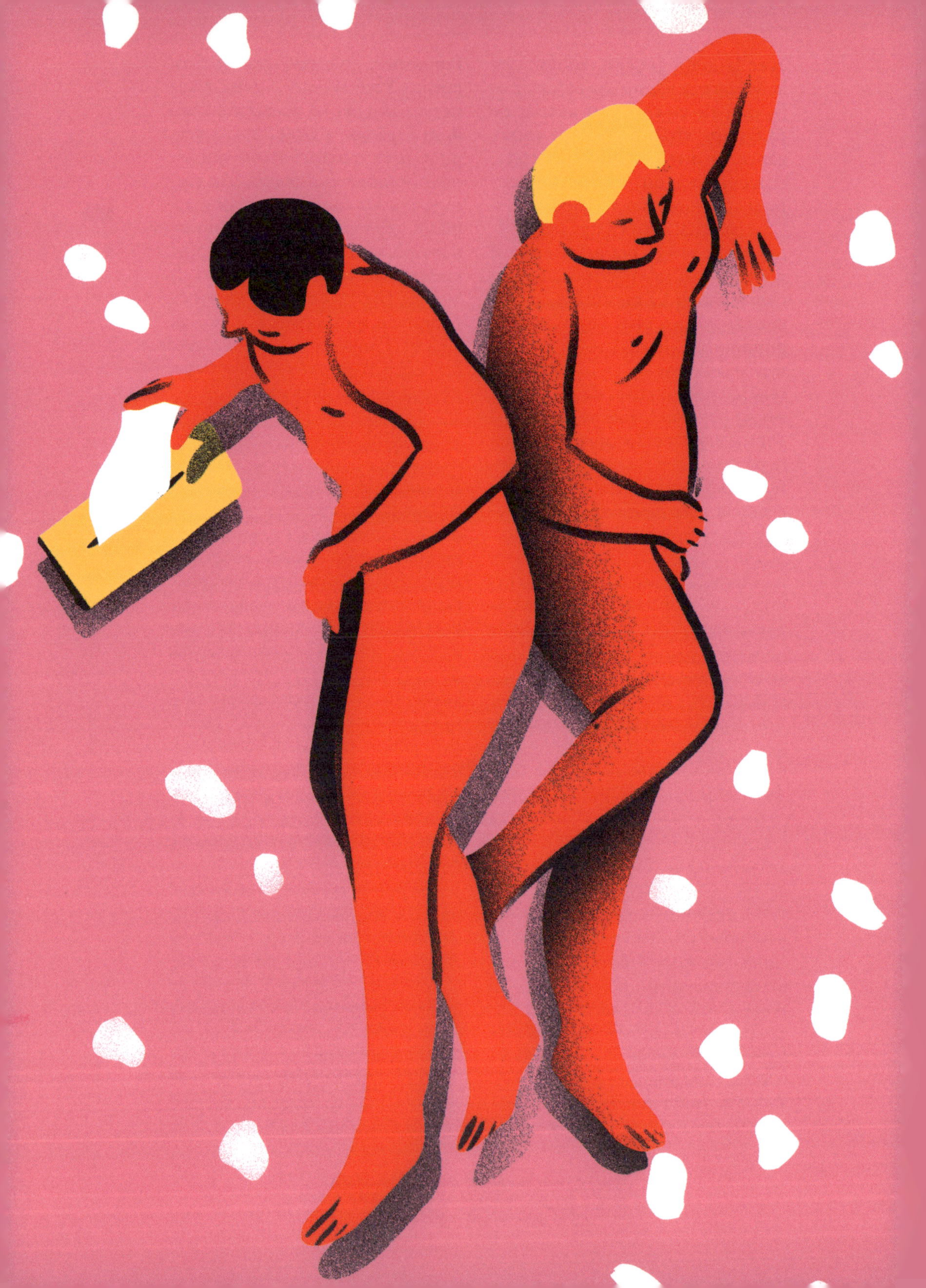

avec la main gauche, en dansant la Macarena »), sur les accessoires (« enroule ce chargeur autour de ta hampe virile »), sur la jouissance (« attends encore, arrête, reprends »), ou sur les pensées (« imagine-moi dans la pièce »).

Le partenaire en charge peut évidemment prêter main-forte ou se contenter d'instructions. Est-ce trop intrusif ? La masturbation guidée rappelle en effet l'univers de la domination (le maître ou la maîtresse ordonne de se masturber à telle ou telle heure, de porter un sextoy pendant la journée, de retarder un orgasme ou au contraire de le provoquer, il ou elle peut également imposer le port d'une cage de chasteté pour jouer sur la frustration d'un soulagement incessamment repoussé). Il est exact que ces jeux font partie des basiques. Pourtant, rien n'oblige à considérer la masturbation guidée sous cet angle plutôt que dans la perspective d'une volonté de communion. Chacun voit midi à la porte de son donjon.

Faut-il disposer d'un partenaire pour jouir de masturbations guidées ? Bien sûr que non. Vous pouvez casser votre tirelire et appeler des numéros surtaxés, comme au bon vieux temps, ou vous tourner vers la pornographie, qui regroupe ce type de vidéos sous le mot-clé « JOI » (pour *jerk off instructions*, littéralement « instructions pour se branler », pardon my French).

On ne saurait cependant trop recommander les options audio, gratuites, un chouïa plus subtiles. C'est notamment la vocation de Voxxx, qui propose des masturbations guidées pour les femmes – couvrant un large champ de fantasmes, de techniques et d'intensité. Pour écouter à deux, tournez-vous vers le magazine *Qud*, dont l'épisode « Dre@m-X » propose une masturbation guidée pour hommes et femmes. (Au passage, si vous comptez utiliser votre pause déjeuner pour vous oublier dans des podcasts érotiques, l'offre française est déjà riche de CtrlX, le Verrou, Digital Love, le Cabinet de Curiosités, les Lectures érotiques de Charlie, l'Aubergine, à quoi s'ajoute une offre anglophone pléthorique, notamment sur Literotica.)

Masturbations augmentées

Dans cette infinie galaxie de masturbations augmentées, n'oublions pas les masturbations méditatives ou de pleine conscience, l'hypnose érotique, les exercices de respiration tantrique ou, tout simplement, la méditation orgasmique, qui permet aux couples (et non-couples) de « travailler » leur connexion (*via* le clitoris, il faut bien commencer quelque part). Tout cela s'accordera parfaitement avec vos cristaux vaginaux et autres sortilèges orgasmiques (profitons-en pour recommander la lecture d'un essai de Mona Chollet, *Sorcières. La puissance invaincue des femmes*[1]).

Enfin, si vous n'avez sous la main ni partenaire, ni maître dominateur, ni gourou, mais que vous avez tout de même besoin d'un public, Internet reste un formidable endroit où partager ses masturbations, notamment grâce aux webcams (doit-on encore présenter le pionnier Chatroulette, la cour des miracles des exhibitionnistes ? Je ne suis pas sûre que vous y croiserez des masses de

Si vous n'avez sous la main ni partenaire, ni maître dominateur, ni gourou, mais que vous avez tout de même besoin d'un public, Internet reste un formidable endroit

femmes, mais les camarades de jeu masculins y sont légion). C'est toujours mieux que de s'exhiber dans la rue ou par sexto – pratiques risquées pour votre réputation et votre casier judiciaire.

Quelle que soit l'option que vous retiendrez, voici au moins une bonne nouvelle pour aujourd'hui : à une époque de triomphe de la misanthropie, le plaisir solitaire n'a jamais si mal porté son nom.

Bonne nouvelle pour aujourd'hui : à une époque de triomphe de la misanthropie, le plaisir solitaire n'a jamais si mal porté son nom.

1 Mona Chollet, *Sorcières. La puissance invaincue des femmes*, Éditions Zones, 2018.

Branlette

Vous connaissez la chanson : la masturbation, « tout le monde le fait ». Le refrain est quasiment exact : les hommes et les femmes mettent massivement la main à la pâte (95 % des hommes et 74 % des femmes de 18 ans et plus)… comme la plupart des mammifères et tous les primates. La nature est bien faite ! La culture, elle, se prend les pieds dans le tapis.

Les sources étymologiques de la masturbation remontent, excusez du peu, à la « manustupration » de Montaigne (formée sur le latin *manus stupratio*, littéralement « se salir la main ») ou au grec *mastropeuien* (« prostituer »). Ces jugements traversent nos interdits religieux, se révèlent dans l'expression de « pollutions » nocturnes, influencent le concept contemporain de dégradation et infusent jusqu'au fantasme de salirophilie (comme son nom l'indique, il consiste à salir ses partenaires). Mais là où ça devient compliqué, c'est que la masturbation occupe également une fonction de purge. Ne la pratique-t-on pas par hygiène ? Ne parle-t-on pas de polir son membre, de l'astiquer ? Les plaisirs solitaires participeraient ainsi de deux mouvements inverses : une pollution et un nettoyage. *Idem* pour l'onanisme, dont la pratique implique, selon Voltaire, un « abus de soi »… alors qu'aujourd'hui, la masturbation est volontiers considérée comme un soin.

La même ambivalence se retrouve dans notre argot : branler signifie « faire bouger, agiter »… ce qui n'empêche pas les branleurs d'incarner le contraire de l'agitation. Du coup, on n'y retrouve plus ses petits : la branlette nous ébranle. C'est-à-dire qu'elle nous fait, selon le Littré, « chanceler » – elle nous met en désordre. Pour rester neutre, on peut toujours se rabattre sur le très médical terme d'autosexualité. Mais fêter l'anniversaire de Mai-68 sans accepter que nos désirs fassent désordre, ce serait dommage, non ?

Publié le 27 mai 2016

« C'est toujours moi qui prends l'initiative du rapport sexuel »

AH ! COMME il serait commode que notre sexualité ressemble à celle des films, pornographiques ou grand public ! Il suffirait que nous nous embrassions pour terminer au lit, le *Kamasutra* découlerait d'un échange de regards, sans aucune transition, sans temps mort, sans prendre le temps de se brosser les dents, encore moins de régler son alarme – dans le monde du sexe idéal, le lendemain matin n'existe pas, ni la mauvaise haleine. Malheureusement, dans la vraie vie, notre soif de fluidité se heurte à mille contrariétés. Par exemple, quelqu'un doit prendre l'initiative. Parce que la synchronicité des désirs demande un alignement des planètes : ça peut arriver, mais pas tous les jours.

Du côté des hétérosexuels, ce sont, de manière écrasante, les hommes qui prennent l'initiative. Les raisons en sont multiples et dépendent de chaque couple, de chaque éducation sexuelle : qu'on parle d'asymétrie des libidos (l'homme aurait plus souvent envie) ou de poids culturel (la femme s'imagine qu'être force de proposition ne sied pas à une dame), de fossé des orgasmes (les hommes jouissent plus souvent, le coût effort/bénéfice joue en leur faveur) ou encore des archétypes de la virilité (un homme, ça bande, il faut que ça assure le devoir conjugal).

Pourquoi ça coince ?

Parce que nous répétons à tout bout de champ que la sexualité est un lieu d'égalité parfaite, comme si la position horizontale garantissait l'horizontalité des rapports de pouvoir (ce serait commode, je vous l'accorde). Mais si l'homme est l'unique instigateur des rapports, comment pourrait-il se sentir désiré ? Transition féministe oblige, les femmes ont le cul entre deux chaises : à commenter la plastique du dernier jeune premier, tout en oubliant de commenter les fesses de leur amoureux. À dire que les hommes sont formidables, mais à affirmer que les femmes sont « naturellement » plus belles. À réclamer leur droit au désir, sans l'affirmer sous leur toit. À vanter un idéal de réciprocité, tout en laissant le boulot émotionnel du désir (c'en est un) à l'autre – en sachant pertinemment que demander une fois ou mille fois, c'est la différence entre proposer et insister, entre complimenter et harceler.

En ces temps d'autonomie individuelle glorifiée, être « en demande » passe pour une position d'infériorité. Ce qui se conteste. Nous confondons demander et faire la manche, nous nous drapons dans notre fierté, mais il est humain d'avoir des désirs. Affectifs et sexuels. Si nous nous sommes mis en couple, c'est tout de même aussi, un peu, parce que nous demandons à l'autre d'être là (dans notre lit).

Demander, c'est prendre le risque que l'autre refuse, cinquante fois d'affilée. C'est accepter le risque de se sentir rejeté, et que ça fasse mal. Aïe !

Les pièges du sens unique

L'habitude ne joue pas toujours en notre faveur, surtout quand un des partenaires a pris le rôle du demandeur – ou de la demandeuse. Si c'est votre cas, il peut être intéressant de calmer vos ardeurs un moment (faites du yoga, ou un clafoutis). Et si rien ne vient ? Posez frontalement la question : « Pourquoi ne

Nous confondons demander et faire la manche, nous nous drapons dans notre fierté, mais il est humain d'avoir des besoins.

Évitez de transformer toutes les interactions physiques en prise d'initiative sexuelle : vous ne pensez peut-être qu'à ça mais, manifestement, votre partenaire pense à sa déclaration d'impôts.

me demandes-tu jamais de faire l'amour ? » Mieux vaut en parler une bonne fois plutôt que de faire l'autruche, car ces situations se débloquent rarement par magie : le désir conjugal n'est pas un dû, mais la bienveillance envers vos besoins (y compris vos besoins de validation sexuelle) fait partie des choses que vous pouvez légitimement attendre.

Même si c'est évidemment le sexe qui nous intéresse prioritairement ici, essayez de ne pas « acheter » le désir *via* une transaction de service (par exemple une soirée romantique = un missionnaire, un bouquet de fleurs = une fellation...). Vos partenaires pourraient se sentir manipulés (au mieux) ou prostitués (au pire).

Évitez également de transformer toutes les interactions physiques en prise d'initiative sexuelle : vous ne pensez peut-être qu'à ça mais, manifestement, votre partenaire pense à sa déclaration d'impôts. Si le moindre baiser devient un préliminaire, vous réduisez votre mari ou votre maîtresse (ou vos polyamoureux) à un réceptacle sexuel. Or même la pire frustration sexuelle ne peut excuser la mise sous pression d'une personne qui a déjà suffisamment à faire avec son stress, sa fatigue... et ses impôts. Par ailleurs, je vous rappelle gentiment l'existence de la masturbation.

Des idées pour proposer

Du côté de la formulation, la question hebdomadaire à trois milliards est la suivante : avez-vous besoin de sexe ou d'intimité ? Les deux, le plus souvent... d'accord, d'accord. Mais vous n'impliquez pas la même chose quand vous dites « j'ai envie de sexe » et quand vous dites « j'ai envie de toi ». De même que vous ne prenez pas la même initiative sexuelle quand vous caressez les fesses ou quand vous faites un câlin. Pas question de dire que l'une ou l'autre option est meilleure. Mais, puisqu'elles peuvent coexister, il sera moins répétitif de prendre l'initiative sous différents angles : vouloir jouir, d'accord. Mais caresser ? Goûter ? Écouter ? Si vous proposez, alors proposez large. Vous pouvez demander à l'autre, tout simplement, de dormir nu/e.

Ne comptez pas uniquement sur une proposition formelle, écrite, sur bristol. La question du désir ne se limite pas à une demande ponctuelle, encore faut-il donner envie, s'inscrire sur le temps long du désir : anticiper par sextos, planifier si l'agenda est serré. En outre, si votre partenaire ne prend jamais l'initiative, c'est peut-être aussi que vous transmettez des signaux semi-enthousiasmants – du moins, des signaux de je-m'en-foutisme. Vous ne pouvez pas vous plaindre d'une absence de désir que vous refusez de susciter, notamment en vous laissant aller. Le désir s'inscrit dans des paroles, dans des sensations, dans des corps : si rien de complice ne s'échange, si aucune séduction ne s'opère, sur quoi pourrait bien se greffer cette soudaine envie de sexe ? Allez-vous vraiment traîner tout votre dimanche dans ce jean informe ? (Je vous regarde au-dessus de ce recueil, attention...)

La variation est reine

Ne négligez pas les aspects pratiques de l'initiative : il est plus facile de demander à quelqu'un d'enlever ses vêtements quand il fait chaud ou quand le programme lui convient *a priori*. Si vous savez pertinemment que votre amant ou compagne aime les massages, ou les cunnilingus, ou le sauvignon blanc, jouez les classiques. Mais sans systématisme – angoisse de la routine oblige. Proposez régulièrement ce que vous préférez, ainsi que les idées que vous n'avez jamais essayées. La variation est reine !

La question de la satisfaction se pose forcément : peut-être l'initiative est-elle unilatérale… parce que le plaisir l'est aussi ? Auquel cas c'est compliqué, mais ça commence par une question simple : « Qu'est-ce que je pourrais mieux faire ? »

Enfin, si vous prenez toujours l'initiative sexuelle, considérez-la pour ce qu'elle est : un préliminaire. Qui demande de la subtilité, du doigté, et autant de créativité que les autres pratiques sexuelles. Une manière comme une autre de voir le verre à moitié plein… en attendant des jours plus fastes. Et moins chastes.

Il sera moins répétitif de prendre l'initiative sous différents angles : vouloir jouir, d'accord. Mais caresser ? Goûter ? Écouter ? Si vous proposez, alors proposez large.

« C'EST TOUJOURS MOI QUI PRENDS L'INITIATIVE DU RAPPORT SEXUEL »

Publié le 5 février 2017

À corps et à cris : nos gémisse-ments sexuels sont un fait culturel

À QUEL POINT la sexualité relève-t-elle de l'instinct ? Seulement aux entournures, comme les sciences dures ou molles nous le démontrent régulièrement : quelle que soit la forme prise par notre éducation sexuelle, sans transmission d'un certain savoir-faire, nous serions perdus. Le rapport sexuel demande la collaboration de deux personnes, quelques connaissances basiques : combien de préservatifs avez-vous enfilé à l'envers avant de les déchirer ?

Justement parce que nous sommes conscients du caractère acquis de nos sexualités (vous êtes d'ailleurs présentement en train d'acquérir de l'information sexuelle), nous voudrions qu'il existe des espaces sans artifices. Parce que nous nous méfions du langage des mots, nous voudrions croire inconditionnellement au langage du corps.

Alors qu'en est-il des expirations, des hoquets de surprise ? Des cris et gémissements, des manifestations sonores brutes – plus proches de la bête que de l'humain, et qui paraissent plus vraies que nature ? Les éditions La Musardine publient ces jours-ci *Le Dire et le Jouir. Ce qu'on se dit au lit* de François Perea[1], qui a été entendre le sexe – grâce à des enregistrements de couples faisant l'amour, des films pornographiques et des écrits littéraires.

S'il peut paraître surprenant de fonder ses conclusions sur des ressources à la fois réelles et fictionnelles, le procédé permet d'explorer ce qui est commun ou différencié dans les deux univers, et comment les uns influencent les autres. Sachant qu'au bout du compte, que nous nous inspirions du X ou de nos parents, nous sommes toutes et tous des performeurs.

Le porno comme modèle inverse

Première observation : la sexualité étant privée, elle ne devrait ni se dire ni s'entendre. Cependant, comme le montrent les innombrables anecdotes mettant en scène nos voisins sopranos, la loi du silence a pris du plomb dans l'aile. Rendre sa sexualité publique, du moins la sous-entendre, constitue une manière de s'autopromouvoir… ou de promouvoir un objet (particulièrement en période de Saint-Valentin, où tout micro-ondes, mocassin ou gratin d'aubergines devient sexy).

L'individu a intérêt à faire déborder le son : non seulement faire savoir qu'il couche, comme preuve de bonne intégration sociale mais pour aussi faire savoir qu'il est désirable et performant – sinon, où trouverait-il ces partenaires sexuels, et comment les rendrait-il si bruyants ? Les craquements de literie appartiennent au même registre que la photo Instagram après-sexe ou le commentaire satisfait sur Facebook : une bonne sexualité fait partie de notre image de marque. Bientôt, de notre CV ?

Paradoxe contemporain : cette narcissisation du bruit sexuel peut se révéler contre-productive. L'art de l'érotisme ne repose-t-il pas sur des non-dits ? En faire moins plutôt que trop, n'est-ce pas l'ultime rempart contre les accusations de simulation ? Comme le note François Perea, l'acte sexuel déconstruit la parole, du moins en situation réelle. La pornographie traditionnelle place du son partout, certes,

Les craquements de literie appartiennent au même registre que la photo Instagram après-sexe ou le commentaire satisfait sur Facebook

Face à la chair tant désirée, nous perdons notre latin, notre espagnol LV1 et notre français, certes, mais aussi notre voix.

mais les enregistrements de couples amateurs s'accommodent de longues plages de silence. Quand on se moque du jeu d'acteur trop performatif des hardeurs, on ne s'y trompe pas : le réel reste silencieux les deux tiers du temps, mais la pornographie, seulement un tiers.

Ce silence n'est pas un manque. Il souligne au contraire l'émotion. Face à la chair tant désirée, nous perdons notre latin, notre espagnol LV1 et notre français, certes, mais aussi notre voix. Notre bouche cousue ne relève ni de la pudeur, ni d'une obligation sociale, elle ne traduit pas le risque d'être rejeté : elle est involontaire, les mots nous échappent. Ce qui n'empêche nullement la pornographie de proposer un modèle inverse, où c'est par l'outrance qu'on interpelle le spectateur. Et c'est logique.

Mots interdits

Par un jeu de vases communicants, plus une pratique est taboue, plus il sera intéressant de la surverbaliser. Moins un ressenti est dicible, plus il sera décrit : une tentative finalement très littéraire – et qui fait nos délices chaque année, quand la prestigieuse *Literary Review* de Londres attribue le prix de la pire scène sexuelle [2].

D'après François Perea toujours, la sortie du silence ne conduit pas directement au verbal, mais au vocal : selon les vidéos, de 70 à 100 % du temps non silencieux va être consacré aux respirations haletantes, aux souffles, aux gémissements et aux cris. Ce qui pourrait passer pour une expression brute de l'émotion constitue un « effet spécial » des plus manipulables : ainsi les vidéos professionnelles sont-elles beaucoup plus vocales que les vidéos d'amateurs. Il est plus facile de demander à une hardeuse de dire l'orgasme, plutôt que de l'exprimer physiquement !

Le verbal pur sert en revanche à diriger, décrire et commenter l'action : « viens sur ce sofa Ikea Enklüm à 129 euros hors taxes, écarte les rotules, tu es belle sous ton tablier, c'est satisfaisant, ah, Jean-Patrick, continue donc ce délicieux mouvement de toupie ». Si je m'en tiens à une version très allégée, c'est parce que les cochonneries occupent de 2 à 18 % de l'espace verbal – elles sont le plus souvent présentes dans les scènes hétérosexuelles où l'homme insulte tandis que la femme jure comme un charcutier.

Dans les deux cas, le recours à des mots interdits sert à montrer la dislocation des rapports sociaux habituels et policés : nous sommes dans la sauvagerie, qui n'est rendue possible que par un lâcher-prise total – et qui ferait paradoxalement de l'insulte une marque d'intimité (si cette explication ne vous satisfait pas, nous sommes deux).

Plus on en parle, moins on en fait

Au-delà du contenu, comment s'articule le script sexuel ? À peu près comme à la maison : un crescendo du silence aux murmures, une accélération pendant l'acte avec parfois un passage au verbal pour donner des instructions (ou pour commenter ce coup de rein de qualité), un retour au pur vocal juste avant l'orgasme, le silence après la tempête, et, enfin, le retour à une énonciation verbale normale. Au niveau du temps de parole, les femmes s'expriment deux à huit fois plus que les hommes, et plus la vidéo est professionnelle, plus ce sont elles qu'on entend (soit l'inverse exact des débats politiques), ce qui signifie que si, effectivement, le silence marque l'authenticité de l'émotion, alors les femmes s'ennuient ferme au lit (bisou).

On retrouve la même logique dans les vidéos homosexuelles : la personne qui reçoit l'attention sexuelle est celle qui parle, parce que l'autre est trop occupée par l'action.

Ce qui nous fait retomber sur les pattes du dicton populaire bien connu – plus on en parle, moins on en fait. Doit-on par conséquent s'attendre à un retour en force du silence, comme signe de rigueur et de chic ? Vous pouvez toujours suggérer l'idée aux voisins.

Si, effectivement, le silence marque l'authenticité de l'émotion, alors les femmes s'ennuient ferme au lit (bisou).

1 Maître de conférences en sciences du langage à l'université Montpellier-III.

2 N'hésitez pas à en chercher les extraits en ligne, c'est très amusant

Publié le 4 juin 2017

Faire jouir une femme : une science... presque exacte

LA PIERRE philosophale contemporaine a un nom : orgasme féminin. Elle ne transforme pas le plomb en or mais la frigide en fusion. Or, si l'on en croit le discours en vigueur, cette alchimie demande plusieurs doctorats… ou des listes en quarante points. Contrairement aux hommes, qui appartiendraient à la rationalité claire du mouvement en piston, les femmes disposeraient d'une mécanique aléatoire fondée sur les émissions carbone de la Nationale 7 entre Évry et Corbeil-Essonnes – bref, la parfaite excuse pour ne même pas essayer les stratégies les plus simples. Celles qui reposent sur l'anatomie.

Ainsi, une fois les besoins immédiats couverts (pas trop de fatigue, de faim, de stress), la première évidence est que les femmes sont majoritairement clitoridiennes – avec 8 000 terminaisons nerveuses concentrées dans son gland, le contraire serait étonnant (pour comparaison, le gland du pénis ne comporterait que 4 000 terminaisons nerveuses).

La structure et les origines de ces organes sont les mêmes : tenter de faire jouir une femme sans son clitoris équivaut à faire jouir un homme sans son pénis. C'est possible, mais ça revient à planter un clou avec un marteau en mousse. (Par chance, les ramifications du clitoris sont suffisamment profondes pour « infuser » la sensibilité vaginale.)

Entre hommes et femmes, un « fossé des orgasmes »

La littérature scientifique sur la question est maintenant bien établie : environ 20 à 30 % des femmes parviennent à l'orgasme par une stimulation uniquement vaginale. Pour les autres, autrement dit pour les trois quarts des femmes, l'activation externe du clitoris est nécessaire à l'orgasme.

Certains diront : « La science radote, nous connaissons ces statistiques par cœur, nous sommes des amants formidables aux doigts de fée. » Dans ce cas, j'aimerais qu'on m'explique pourquoi sur une année sexuelle type, 78 % des femmes de 20 à 50 ans subissent une pénétration vaginale, 63 % un cunnilingus… et seulement 40 % une masturbation[1].

À l'heure où j'écris ces lignes, nous persistons à planter des clous avec des marteaux en mousse – et à nous demander pourquoi les libidos féminines s'éteignent avec le temps. Simple intuition fondée sur mon irrationalité hormonale de femelle : parce que nous autres femmes ne sommes pas folles au point de répéter indéfiniment des techniques qui, une fois la passion des débuts passée, nous ennuient ?

Les deux tiers des femmes hétérosexuelles et bisexuelles ont « habituellement ou toujours » un orgasme lors de leurs rapports sexuels (mais 95 % des hommes)[2]. Ce « fossé des orgasmes » est encore plus marqué chez les « ultra-orgasmiques » : les trois quarts des hommes filent au septième ciel *à tous les coups*… mais seulement un tiers des femmes.

Logique, puisque, par exemple au niveau des statistiques purement nationales, 49 % des Françaises ont parfois du mal à atteindre l'orgasme[3] – ceci poussant un tiers d'entre elles à régulièrement simuler.

Tenter de faire jouir une femme sans son clitoris équivaut à faire jouir un homme sans son pénis. C'est possible, mais ça revient à planter un clou avec un marteau en mousse.

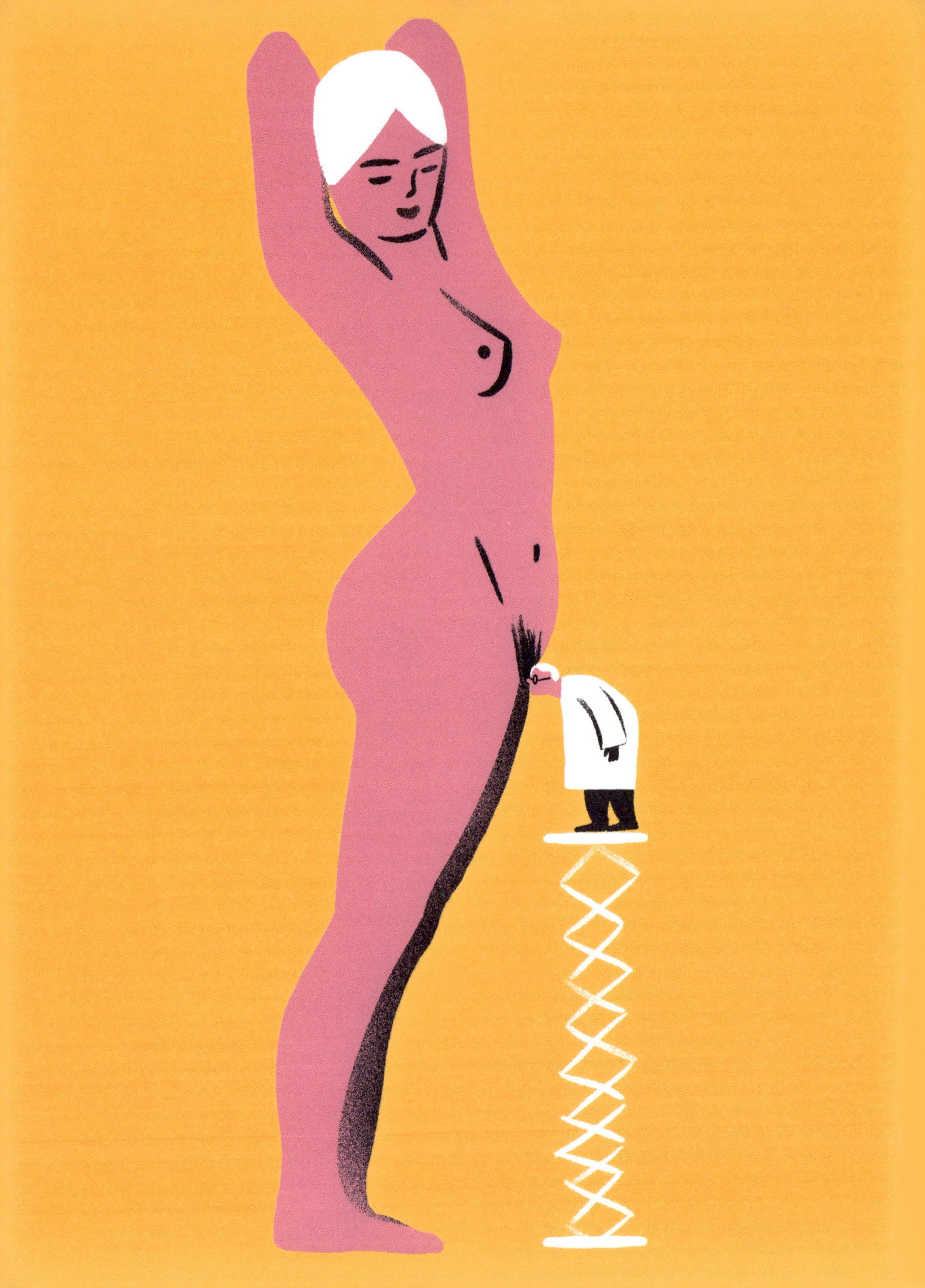

Les lesbiennes plus proches des scores masculins

Là où les choses deviennent intéressantes, c'est que le différentiel n'est pas seulement marqué entre les hommes et les femmes (auquel cas on pourrait conclure de manière déprimante que les hommes ont un plus fort potentiel de plaisir, ou que l'évolution a plus besoin de l'orgasme masculin que de l'orgasme féminin) : le « fossé des orgasmes » est également très marqué entre les homosexuelles et les hétérosexuelles. Les lesbiennes, en effet, jouissent « habituellement ou toujours » 86 % du temps... ce qui les rapproche des scores masculins.

Or, sans vouloir vous faire un dessin, quelle est la plus grosse différence entre une sexualité hétérosexuelle et homosexuelle, pour une femme ? La présence ou absence de pénis. Les mauvaises langues pourront arguer que les lesbiennes ont une meilleure connaissance du corps des femmes (c'est sans doute le cas) ou qu'elles utilisent des godemichés, soit des pénis de « meilleure » qualité (pour le dire clairement : qui ne débandent jamais, et dont on peut choisir la taille sur catalogue). Mais ce n'est pas ce que montrent les chiffres. Selon une étude de 2017[4], 50 % des femmes s'étant « contentées » d'une pénétration vaginale avaient joui lors de leur dernier rapport sexuel, contre 73 % de celles qui avaient cumulé pénétration vaginale et stimulation manuelle. Ajoutez encore du sexe oro-génital pour un combo cunnilingus + caresses + pénétration, et vous obtenez 86 % de jouisseuses. Tiens donc ! Exactement comme les lesbiennes.

En somme, pour faire jouir une femme, c'est la diversité des pratiques qui fonctionne le mieux. C'est d'ailleurs cette même diversité que l'on retrouve dans la publication des *Archives of Sexual Behavior* : les jouisseuses disposent d'un répertoire de pratiques plus vaste, que l'on parle de leur collection de lingerie, d'expérimentations anales, de fantasmes partagés, de mots cochons ou de déclarations d'amour. Sans surprise, elles reçoivent plus de cunnilingus que les autres.

Il existe bien sûr d'autres facteurs que la simple accumulation des pratiques. Les femmes très orgasmiques bénéficient de meilleures relations de couple en général (les chiens ne font pas des chats : le sexe se passe mieux... quand tout se passe bien). Une bonne communication entre les partenaires, bienveillante, non critique, augmente considérablement le plaisir – parce qu'une transmission du savoir sexuel est possible.

Du coup, si vous voulez améliorer vos chances, ouvrez la bouche – de toutes les manières possibles. Ouvrez la bouche pour dire que vous êtes encore amoureux, que vous avez faim, que vous allez voter ou que vous avez envie de telle ou telle attention. Ouvrez la bouche pour défier votre partenaire ou pour chanter ses louanges.

71 % des Françaises satisfaites de leur vie sexuelle

Le plus étrange dans cette histoire reste que, malgré des orgasmes pas toujours au rendez-vous, 71 % des Françaises sont satisfaites de leur vie sexuelle – 31 % sont même très satisfaites[5].

Si vous voulez améliorer vos chances, ouvrez la bouche – de toutes les manières possibles.

Les croyantes tiennent la dragée haute : plus les femmes pratiquent une religion, plus elles sont heureuses au lit… avec les musulmanes en tête des jouisseuses.

Si l'âge, le revenu ou le niveau d'éducation ont un faible impact sur l'épanouissement, ce n'est pas le cas d'autres marqueurs dont on parle rarement : les femmes les plus carriéristes, les plus minces, celles qui n'ont connu qu'un seul homme dans toute leur vie s'en portent clairement très bien. Les croyantes tiennent la dragée haute : plus les femmes pratiquent une religion, plus elles sont heureuses au lit… avec les musulmanes en tête des jouisseuses. (Ces chiffres sont également valables pour les hommes.)

Respect de l'anatomie, inventivité, bonnes relations avec l'autre, avec son propre corps et avec ses valeurs : les « recettes » de la jouissance féminine dépendent moins de l'alchimie que du bon sens. Les tableaux statistiques sont moins rigolos que les pierres philosophales, mais ils vous mèneront plus loin.

1 Debby Herbenick, Michael Reece, Vanessa Schick, Stephanie A. Sanders, Brian Dodge et J. Dennis Fortenberry, « Sexual Behavior in the United States: Results from a National Probability Sample of Men and Women Ages 14-94 », *Journal of Sexual Medicine*, vol. 7, supl. 5, octobre 2010, p. 255-265.
2 David A. Frederick, H. Kate St. John, Justin R. Garcia et Elisabeth Anne Lloyd, « Differences in Orgasm Frequency Among Gay, Lesbian, Bisexual, and Heterosexual Men and Women in a U.S. National Sample », *Archives of Sexual Behavior*, vol. 47, n° 1, janvier 2018, p. 273-288.
3 Ifop/Cam4, « Enquête internationale sur les femmes et l'orgasme », décembre 2015 (www.ifop.com/publication/les-francaises-et-lorgasme/).
4 David A. Frederick, H. Kate St. John…, art. cit.
5 Voir Pauline Pellissier, « 7 Françaises sur 10 se disent satisfaites de leur vie sexuelle », grazia.fr, 7 novembre 2018 (www.grazia.fr/lifestyle/psycho-sexo/7-francaises-sur-10-se-disent-satisfaites-de-leur-vie-sexuelle-907082).

Publié le 30 juillet 2017

Le cunnilingus condamné pour cause de complexité ?

« Maître » ?... Diantre. Et pourquoi pas empereur, tyran, président jupitérien – cavalier noir du buccal, seigneur de la guerre des sexes ? Maîtriser la minette donne-t-il la maîtrise sur les femmes ?

À EN CROIRE nos obsessions estivales, le réchauffement des rapports oro-génitaux surpasse en importance le réchauffement climatique : comment offrir la meilleure fellation, comment renouveler son jeu de langue, comment être le meilleur amant à genoux… L'information se transmet ? Formidable. La sexualité s'apprend comme le reste – c'est-à-dire que, comme pour les autres matières, vous avez le droit à l'école buissonnière, aux mauvaises notes, au refus de la note, vous pouvez même haïr les profs et scotcher un hareng mariné sous leur chaise.

Pourquoi tant d'exemples négatifs ? Parce que nous détestons apprendre – nous détestons qu'il y ait quelque chose à apprendre du sexe (ah ! la science infuse…), et nous détestons la manière dont cet enseignement se transmet. Et là, impossible de donner tort aux cancres. Dans le cas du cunnilingus, on en arrive à des situations tout bonnement aberrantes.

En ligne, on ne manque pas de guides vous expliquant rien moins que comment devenir un maître du cunnilingus. « Maître » ?… Diantre. Et pourquoi pas empereur, tyran, président jupitérien – cavalier noir du buccal, seigneur de la guerre des sexes ? Maîtriser la minette donne-t-il la maîtrise sur les femmes ? – n'est-ce pas le sous-entendu ? Nos rapports innocents seraient-ils, dès le titre, minés de questions de domination ? (Et moi qui nous pensais naïvement en vacances, allongés, horizontaux.)

Créons un tronc commun

Avant d'obtenir la maîtrise, pouvons-nous commencer par le noviciat ? Merci. Car le cunnilingus idéal d'Internet est effectivement un cunnilingus pour les nuls. On peut lire ça et là :

– qu'avant même le moindre passage aux travaux pratiques, environ quatre cent cinquante semaines de travail préparatoire seront nécessaires, pendant lesquelles vous vous embrasserez et vous raconterez vos fantasmes (la femelle de base étant complexée et angoissée, il faut gagner sa confiance) ;

– que le donneur pourra atténuer son torticolis, ou sa crampe à la mâchoire, en plaçant sa langue et ses gencives à un angle de 45 degrés (ne me demandez pas ce que ça signifie) ;

– que la receveuse sera priée en retour de resserrer ses jambes pour permettre au donneur d'y reposer sa tête (tant pis pour celles qui préfèrent se sentir « ouvertes »)…

Je vous sens glousser derrière votre verre de rosé, mais ces recommandations pratiques ne sont pas l'exception, bien au contraire. Il y a quelques années, l'auteur et « hackeur de vie » Timothy Ferriss expliquait dans son livre *The 4-Hour Body*[1] qu'un bon cunnilingus consiste à lécher de manière circulaire le quart supérieur droit du gland du clitoris pendant quinze minutes avec la pression nécessaire à soulever deux feuilles de papier imprimante (et si vous voulez encore préciser, le point le plus agréable du clitoris se situerait précisément à treize heures – oui, Timothy Ferriss considère les clitoris comme des horloges, c'est comme ça, chacun ses péchés mignons…).

On peut se moquer de l'ultra-mécanisation du corps humain, de la réduction des actes amoureux à des stimuli, mais ces discours « positifs » sur le cunnilingus nous consolent des contre-injonctions auxquelles nous sommes habitués : les experts ont beaucoup dit à nos partenaires ce qu'ils ne doivent pas faire, sans trouver les mots pour les guider. Nous créons aujourd'hui un vocabulaire. Un tronc commun. Cette évolution ne se produit pas sans excès ésotériques, mais elle mérite peut-être une certaine bienveillance (sans hareng mariné scotché sous la chaise).

Repas de fête

Les conseils distribués par les « maîtres » ne sont, par ailleurs, pas absurdes. En revanche, ils encouragent l'idée que le cunnilingus est un machin compliqué, chronophage, aux résultats erratiques. Ce qui n'est pas faux. Les femmes ont en effet besoin de dix à vingt minutes pour atteindre l'orgasme par les préliminaires ou la pénétration (sept à quatorze minutes pour les hommes)[2]. Sachant que la durée moyenne des préliminaires est de treize minutes[3], le calcul est vite fait : ça ne peut pas marcher à tous les coups.

Si vous cherchez à « assurer le coup », c'est la masturbation qui fonctionne. Il faut moins de quatre minutes aux femmes pour atteindre l'orgasme en solo (deux à trois minutes pour les hommes). Résultat : à peine 52 % des femmes apprécient la langue au chat[4] – mais les chiffres varient considérablement selon les âges et les études.

Si le cunnilingus est 1) compliqué, 2) inefficace, pourquoi se donner tant de mal ? Pourquoi s'acharner avec une langue trop molle, trop large pour être précise, ne bénéficiant ni de la puissance d'un vibrateur ni de la flexibilité des doigts ?

Je propose trois réponses. D'abord, parce qu'il faudrait remettre le cunnilingus à sa place – celle d'une pratique pas évidente, donc pas nécessairement quotidienne, mais qui peut valoir son pesant de feux d'artifice. C'est un repas de fête, pas un sandwich jambon-beurre.

Ensuite, admettons-le : nous aimons nous compliquer la vie. Nous aimons cette fameuse « maîtrise ». Elle nous donne l'illusion du pouvoir sur l'autre et sur nos propres capacités.

Enfin : c'est compliqué, et alors ? Le fait est que les hommes jugent leur virilité au nombre d'orgasmes qu'ils sont capables de fournir[5] : pour certains, c'est une question d'honneur. Un défi personnel. Une case à cocher dans l'identité mâle. Autant embrasser cette complexité. Et le sexe de sa partenaire.

Une pratique pas évidente, donc pas nécessairement quotidienne, mais qui peut valoir son pesant de feux d'artifice. C'est un repas de fête, pas un sandwich jambon-beurre.

1 Timothy Ferriss, *The 4-Hour Body. An Uncommon Guide to Rapid Fat-Loss, Incredible Sex, and Becoming Superhuman*, Harmony, 2010.

2 Lire « Are orgasms different depending if you have a penis or a vulva? », sur le site du département Santé de l'université Brown (www.brown.edu/campus-life/health/services/promotion/sexual-health-sex-101/orgasm).

3 Voir Mathilde Boireau, « Connaissez-vous la vie sexuelle des Françaises ? », ladepeche.fr, 31 décembre 2012 (www.ladepeche.fr/article/2012/03/31/1319376-connaissez-vous-la-vie-sexuelle-des-francaises.html).

4 Voir « Sexualité : de quoi les Françaises ont-elles vraiment envie ? », ipsos.com, 2 avril 2014 (www.ipsos.com/fr-fr/sexualite-de-quoi-les-francaises-ont-elles-vraiment-envie).

5 Voir Sara B. Chadwick et Sari M. van Anders, « Do Women's Orgasms Function as a Masculinity Achievement for Men? », *The Journal of Sex Research*, vol. 54, n° 9, février 2017, p. 1141-1152.

Sexe et performance : less is more

À QUOI RESSEMBLE la sexualité idéale ? Pour synthétiser : à une mousse au chocolat. Un moment de pur plaisir, de laisser-aller, de régression, avec un peu de culpabilité pour relever le goût. L'antithèse de la mousse au chocolat, tout le monde sera d'accord : c'est le sport. Or nos sexualités ressemblent de plus en plus au sport. On y exerce un contrôle appuyé. On négocie avec des coachs, voire des gourous, on a des objectifs, on connaît son niveau, on suit les saisons. On se mesure avec des applis comme SpreadSheets (durée, décibels, nombre de va-et-vient), on s'entraîne pour devenir un meilleur partenaire avec Pegym, on fait ses exercices de musculation du périnée, on est constamment sous pression pour mettre à jour ses connaissances (c'est ce que vous êtes en train de faire, sans vouloir être mesquine). Le but : « assurer au lit. »

Le sexe est un sport et ça pourrait être pire – le sexe pourrait être une punition, un devoir, un simple moyen de reproduction. Au moins, le sport, ça peut être amusant et se pratiquer en short moulant. (Amateurs de curling, passez votre chemin.) Mais, bien sûr, le sport implique une forme de compétition, au moins contre soi-même. Grâce ou à cause de la fluidité des relations contemporaines (on peut toujours être trompé, quitté, remplacé), cette compétition nous semble cruciale. Il faudrait absolument être un bon coup – alors qu'en vrai savoir faire marcher la machine à laver est une compétence tout aussi cruciale. Mais moins sexy. Enfin, ça dépend du modèle de la machine à laver.

Quand on pense à la performance, c'est évidemment l'éjaculation masculine qui vient à l'esprit : retarder le plus longtemps possible la jouissance, par politesse envers ses partenaires. Lesquelles, que les choses soient claires tout de suite, n'ont rien demandé. Quand j'étais adolescente, les lycéens expérimentés affirmaient doctement qu'une pénétration de routine durait quarante-cinq minutes. Ils connaissaient tous un copain de copain qui tenait quatre heures, soit une représentation assez juste du neuvième cercle de l'enfer. Avec le recul, ces quarante-cinq minutes font doucement rigoler. Pas besoin de recul, d'ailleurs : les données suffisent.

Le rapport de routine est : adéquat de trois à sept minutes, bien mené de sept à dix minutes[1]. Si vous dépassez dix minutes, désolée, c'est trop long. Un rapport satisfaisant dure le temps de cuisson d'une pizza, preuve que la nature est bien faite (ou bien les micro-ondes). Cela signifie aussi que la compétition des hommes pour savoir qui « tient » le plus longtemps est narcissique, pas pragmatique. En effet, en ce qui concerne la survie la plus fondamentale, l'éjaculation est un réflexe qui a tout intérêt à survenir rapidement : un grizzli pourrait vous attaquer pendant vos fameuses quarante-cinq minutes de pénétration (*ahem*). Les versions modernes du grizzli comprennent les camions trente-trois tonnes (si vous aimez les activités en plein air), les enfants en bas âge, les colocataires et, bien sûr, le grand ennemi de la sexualité moderne : le smartphone.

En termes de survie, donc, la performance consisterait à jouir vite (et

Un rapport satisfaisant dure le temps de cuisson d'une pizza, preuve que la nature est bien faite (ou bien les micro-ondes).

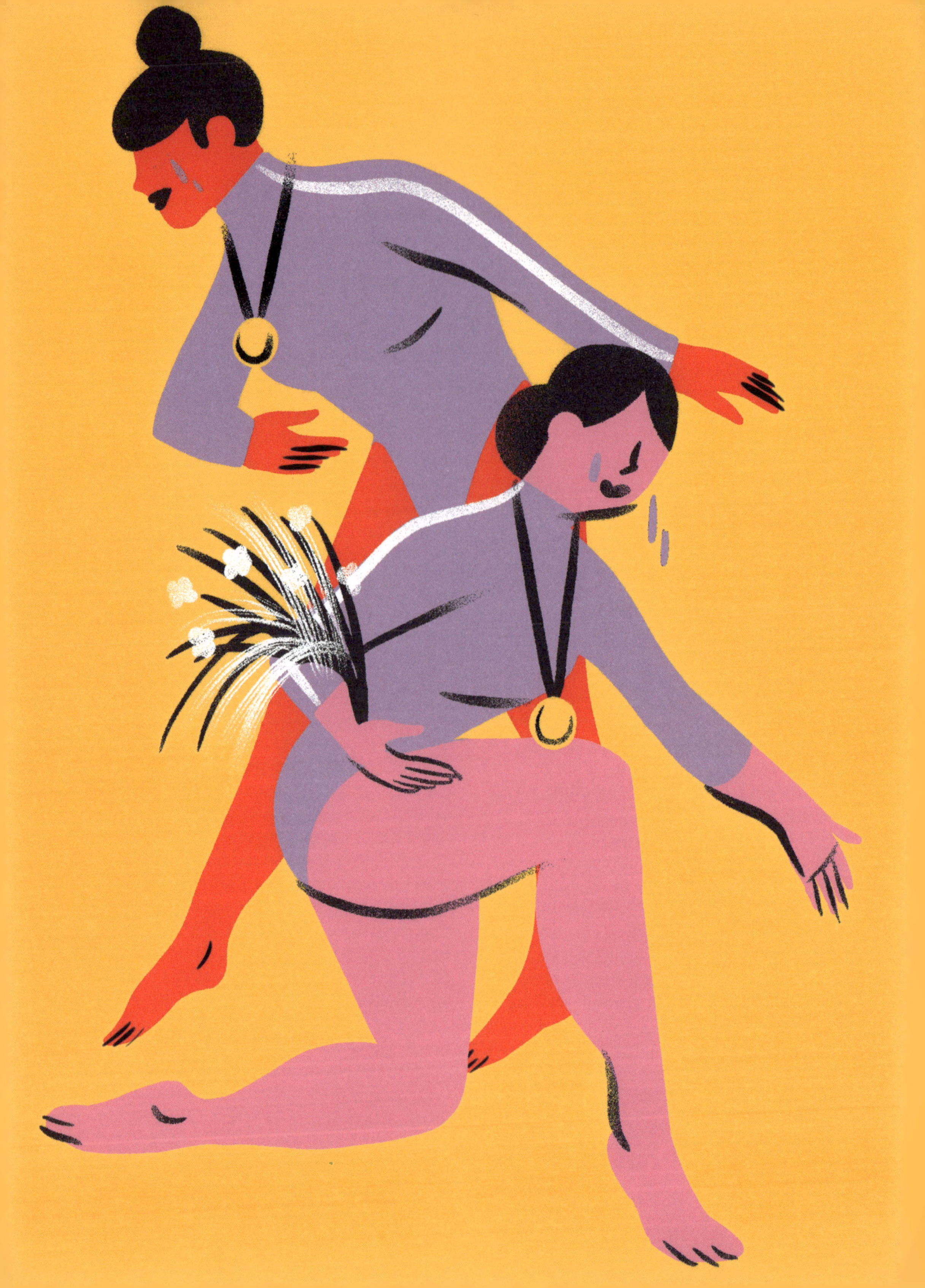

bien). Ce qui entre en contradiction avec le standard du mâle endurant. Quant aux pénétrations marathoniennes de la pornographie, elles n'aident pas à corriger le tir, certes. Mais il serait un peu facile d'accuser le X : c'est nous qui demandons des contenus hyperboliques, sinon, vous pensez bien, les producteurs se concentreraient sur des acteurs à format humain – et sur du (très) court-métrage. Nous voulons du spectaculaire : nous payons la facture. En insécurités.

En réalité, une femme qui se masturbe atteint l'orgasme en quelques minutes à peine (quatre minutes pour une masturbation, vingt minutes quand c'est le partenaire qui s'y colle). En conséquence de quoi, se focaliser sur la durée revient à frapper un grand coup d'épée dans l'eau, et quand je dis épée, chers hommes, je vous flatte.

Bien sûr, l'obsession de la performance dépasse les simples questions de timing pour inclure la taille (34 % des jeunes de moins de 25 ans complexent sur la taille de leur pénis après avoir visionné un film porno [2]), le nombre de positions enchaînées, le nombre de partenaires, le nombre d'orgasmes… allez-vous donc cesser de tout vouloir compter ? C'est épuisant.

Mais, attendez, pourquoi ne parle-t-on que des hommes ? Ils ne portent pas seuls la responsabilité de l'acte sexuel, sauf à considérer que l'implication de leurs partenaires se limite à s'allonger et regarder le plafond. Les femmes sont également soumises à une obligation de performance, et il serait terriblement sexiste de l'oublier. Si elles ne sont pas jugées sur la durée, elles le sont sur leur capacité à jouir – la femme idéale aligne plusieurs orgasmes par relation sexuelle, elle jouit de la pénétration vaginale, voire anale (tant pis si cela ne concerne qu'une minorité d'entre elles), elle jouit sur commande et, au cas où ça ne suffirait pas, il convient qu'elle vocalise comme une chanteuse d'opéra. Partant d'une exigence aussi stakhanoviste, heureusement que nous simulons. Comme des arracheuses de dents. Plus précisément : il y a plus de femmes qui simulent à chaque interaction sexuelle que de femmes qui jouissent à chaque interaction sexuelle. (La moitié d'entre elles ont déjà eu recours à ce tour de magie, et un homme sur dix.)

Partant d'une exigence aussi stakhanoviste, heureusement que nous simulons. Comme des arracheuses de dents.

Inutile de se plaindre de ces cabotinages : une femme qui ne ferait pas preuve d'enthousiasme forcené se verrait automatiquement transférée dans le camp des « mauvais coups ». Ce qui limiterait sérieusement ses possibilités en termes de couple. Et, qu'on le veuille ou non, le couple reste le cadre optimal du bonheur – aujourd'hui, en Occident – dans l'imaginaire collectif.

Reprenons donc. Les hommes ont la pression. Les femmes ont la pression. Les hommes s'obligent à tenir plus longtemps lors de la pénétration, afin d'obtenir des jouissances ravageuses de la part de femmes qui se fichent quand même beaucoup de la durée de pénétration. La boucle est bouclée, d'accord. Mais le cercle est vicieux.

Vous savez ce qui ruine vraiment une vie sexuelle, et beaucoup plus drastiquement que « tenir moins de quarante-cinq minutes » ou « ne jouir qu'une fois et en silence » ? Le stress. (Au passage : nos vies sexuelles sont plus fragiles qu'un vase en cristal. C'est bien simple, tout nous perturbe : le manque de nourriture, le manque de sommeil, l'insatisfaction au niveau narcissique, une naissance, une gastro et, bien sûr, les procédures de divorce.) Plus nous nous rongeons les sangs avec ces histoires de performance, plus nous stressons. Côté hommes, ce stress produit des situations d'impuissance et des éjaculations rapides. Côté femmes, il produit une anxiété qui se met en travers de l'orgasme. Vous noterez comme ce serpent se mord la queue? Ce n'est pas un serpent. C'est vous. Aouch!

En réalité, le meilleur moyen d'améliorer ses performances consiste à ne surtout pas se préoccuper de ses performances. Lâchez prise. Oubliez le sport.

Le meilleur moyen d'améliorer ses performances consiste à ne surtout pas se préoccuper de ses performances. Lâchez prise.

1 Voir « Good sexual intercourse lasts minutes, not hours, therapists say », news.psu.edu, 31 mars 2008 (https://news.psu.edu/story/189340/2008/03/31/good-sexual-intercourse-lasts-minutes-not-hours-therapists-say).

2 « Enquête sur l'influence des films X dans le rapport au corps et la vie sexuelle des Français », enquête Ifop pour TuKif, 21 avril 2014, p. 14 (www.ifop.com/wp-content/uploads/2018/03/2609-1-study_file.pdf).

Étoile de mer

Au rayon des rêves humides, les métaphores aquatiques sont légion – pensez à vos moules favorites ou au succès aphrodisiaque des huîtres. Le sexe se fait coquillage, on mouille, on suinte, on transpire. Dans les tréfonds de ce bestiaire immergé erre l'étoile de mer, qui qualifie la partenaire sexuelle étalée en croix, passive, apathique au point de ne même pas refuser le rapport – laisser couler reste encore l'option la moins fatigante. La métaphore fonctionne au niveau visuel, mais pas seulement : l'étoile de mer est plutôt nocturne, souvent méfiante, et surtout elle méprise les parties de branches en l'air au point de préférer une reproduction externe – les œufs sont expulsés et fécondés dans la mer. Notre étoile de mer est internationale, bien évidemment. *Seestern* en allemand, *søstjerne* en danois, *estrella de mar* en espagnol.

La langue anglaise en revanche passe son tour (c'est rare). La *sea star* est un américanisme pour *sister*, et *starfish* reste peu employé – cependant, pour rester dans les images vaseuses, les Américains peuvent parler de *cold fish* (« poisson froid »). Les expressions plus couramment usitées sont nettement plus agressives que sur le continent européen : *mattress* (« matelas ») ou *dead lay* (littéralement, « coup mort »).

Quid des hommes qui se laissent faire ? Sans surprise, les mots nous manquent : la virilité est étroitement associée avec un rôle actif. Pour compléter notre dictionnaire érotique, nous proposerons donc une métaphore appartenant à la même classe des échinodermes : le concombre de mer.

III

NOS HABITUDES CULTU-RELLES

Publié le 15 janvier 2016

Après le coq français, le cocu français

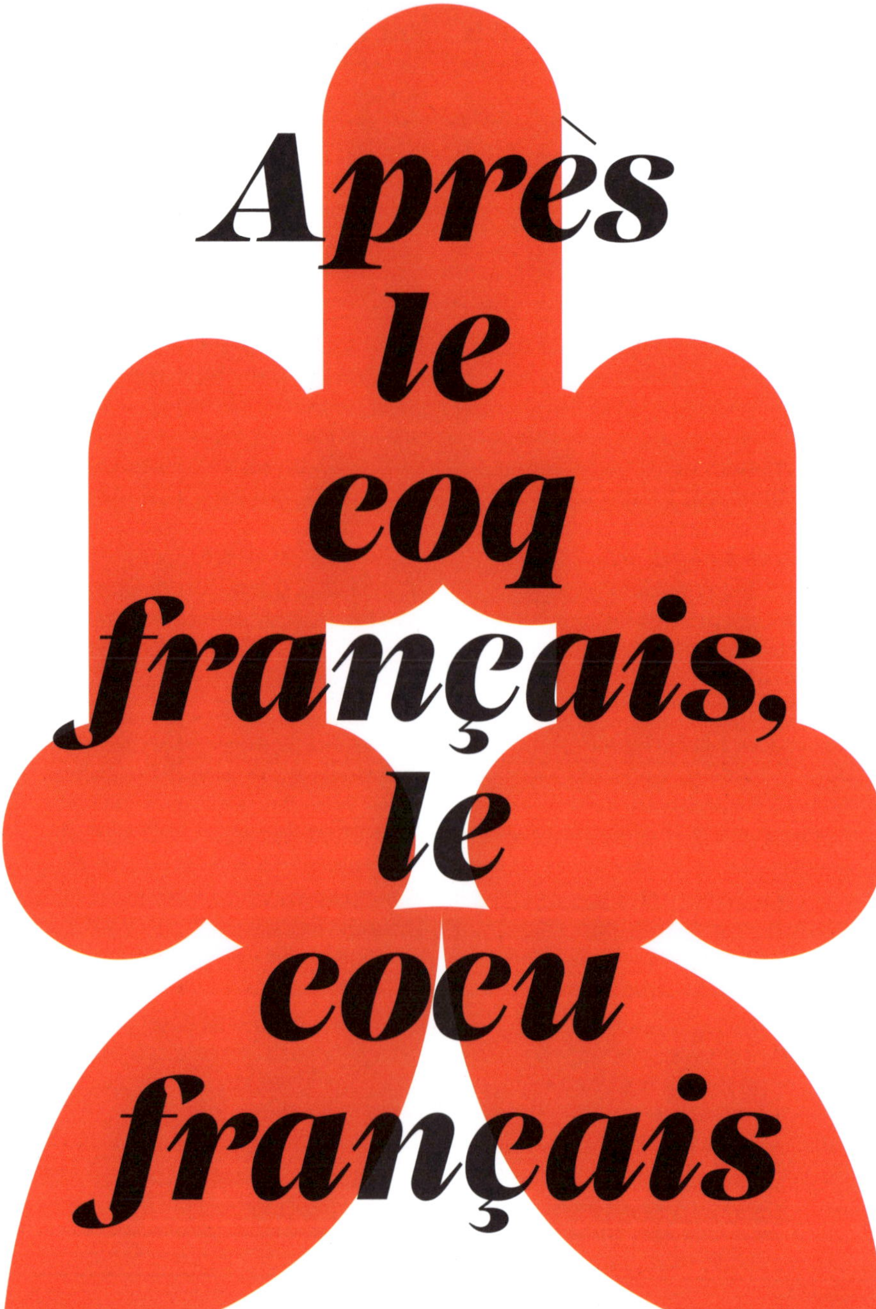

C'EST UNE information qui en dit long et dont on parle pourtant peu : l'infidélité, en France, n'est plus contraire à la morale. C'est du moins ce dont a statué la Cour de cassation il y a peu, dans le cadre d'une affaire politico-people qui serait assez quelconque si elle n'impliquait pas l'ex-première dame de France Valérie Trierweiler. Argument phare : si l'infidélité a été dépénalisée il y a quarante ans[1], alors il n'y a plus de quoi fouetter un chat quand la monogamie a des ratés. Et encore moins si un magazine révèle une liaison. Pour la version officielle, « l'évolution des mœurs comme celle des conceptions morales ne permettent plus de considérer que l'imputation d'une infidélité conjugale serait à elle seule de nature à porter atteinte à l'honneur ou à la considération ».

Alors on peut bouder, protester, sortir le champagne, les mouchoirs, et même ses photomontages pornographiques de DSK fumant un cigare avec Julie Gayet. Il n'empêche que cette décision est la dernière d'une longue lignée de micro-événements faisant de la France non seulement le pays des droits de l'homme, mais celui des droits de l'homme infidèle. Il faut bien l'admettre : de Lille à Marseille, on se trompe et se cocufie à en décorner des bœufs.

Pourquoi cette tolérance ? Peut-être, pour commencer, parce que les Français conservent une définition étroite de la tromperie – cadrée, limitée. Il en existe deux sortes : soit on est opportuniste, et il s'agit d'une aventure d'une nuit ou une année ; soit on opte carrément pour la double vie façon agent secret, avec deux maisons, deux abonnements à Netflix et deux labradors.

Draguer, c'est pas tromper

Aux États-Unis, en revanche, les choses sont d'une complexité démentielle. On parle d'infidélité autorisée (en VF, nous appellerions cet arrangement une union libre, certainement pas une tromperie), d'infidélité avec transfert sur objet (« elle m'a oublié depuis que nous avons acheté ce nouveau sèche-cheveux »), d'infidélité émotionnelle (platonique) qui peut être irrépressible (pour les polyamoureux en dépendance affective), d'infidélité médicale (nymphomanie), d'infidélité de revanche (« si tu fais des écarts alors moi aussi »), d'infidélité non intentionnelle (le rêve érotique, mais aussi, dans certaines cultures, le viol subi), d'infidélité de bon droit (quand on a perdu tout lien avec son conjoint), d'infidélité de sabotage visant à détruire son couple, et enfin d'infidélité financière qui consiste à garder ses dépenses secrètes – et éventuellement ses dettes (au passage : 26 % des hommes américains aimeraient que leur statut bancaire reste privé[2], et 6 % ont carrément des comptes dont leurs conjoints ignorent l'existence[3]).

Ajoutons à cela que pour la majorité des Américains, s'asseoir sur les genoux, tenir par la main ou s'embrasser sur la bouche relèvent du cocufiage. Quarante-quatre pour cent pensent que dîner avec quelqu'un est une infidélité (repose en paix, amitié hommes-femmes)[4]. Un peu dur quand on sait que quasiment la moitié d'entre nous pensent à quelqu'un d'autre pendant l'amour[5], ou que l'infidélité par réalité immersive ne

Si l'infidélité a été dépénalisée il y a quarante ans, alors il n'y a plus de quoi fouetter un chat quand la monogamie a des ratés.

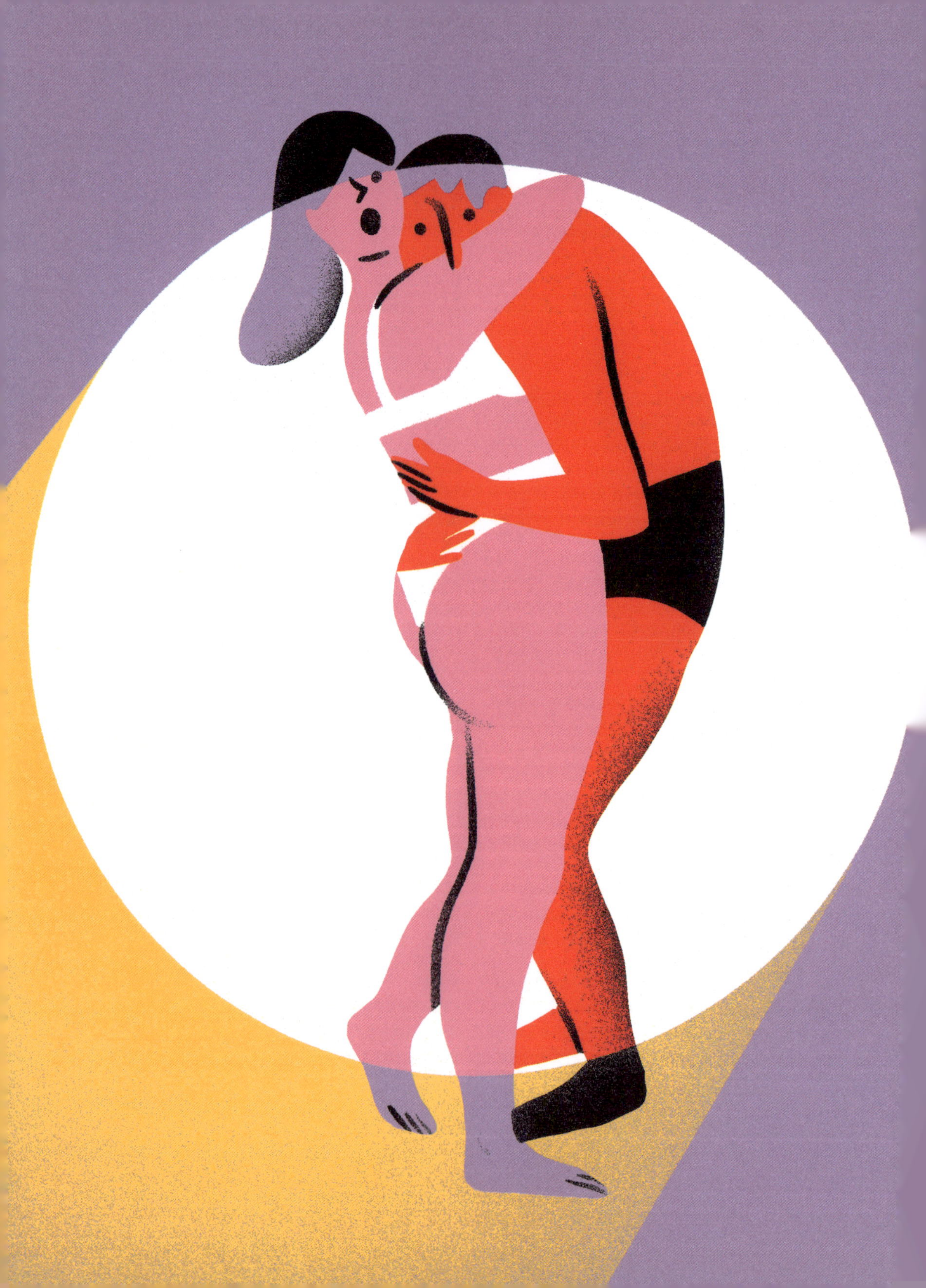

devrait pas tarder à débouler (on pourra coucher avec son mari en regardant Brad Pitt).

Repassons de ce côté-ci de l'Atlantique : la majorité des Français sont d'accord pour dire qu'embrasser c'est tromper[6]. En revanche, draguer une autre personne que son officiel ne pose pas de problème, ce qui signifie que la séduction sort complètement de l'équation (vous pouvez donc dîner devant une côtelette d'agneau avec vos amis séduisants, et peut-être même rajuster votre décolleté tout en leur caressant langoureusement les chevilles). Aucun souci du côté des rêves érotiques ou de l'infidélité fantasmatique. Les deux tiers des personnes en couple disent pouvoir tromper leur conjoint tout en continuant de l'aimer !

L'obsession américaine pour la vérité

Alors forcément et sans surprise, nous restons le pays d'Europe le plus prompt à aller voir ailleurs si l'herbe est plus verte (si elle est verte, votre amant a une mycose aggravée et vous devriez rentrer à la maison) : 55 % des Français ont déjà été infidèles, et 32 % des Françaises[7]. À quoi s'ajoute un tiers d'entre eux qui pensent qu'il ne faut jamais dire jamais – et là vous obtenez un score de république bananière (coucher avec une banane, est-ce tromper ?).

Nous sommes également le pays au monde où l'infidélité est la plus pardonnée : pour 53 % d'entre nous, elle est moralement acceptable[8]. Notre plus proche concurrent en termes d'acceptation est l'Allemagne, mais on tombe déjà à 40 %. Les États-Unis ? 16 %. La Turquie et les territoires palestiniens arrivent à l'autre bout du spectre avec 6 % de personnes relax sur la question.

Alors ensuite, évidemment, quitte à parler de tromperie… il faut bien voir que les chiffres sont parfois fluctuants (nous mentons aux sondeurs comme des arracheurs de dents) – c'est d'ailleurs souvent le cas entre deux études, trois sondages et dix-huit méthodologies différentes. Ainsi apprend-on que 7 % des Américains trouvent acceptable une liaison entre personnes mariées[9] – un chiffre qui n'a pas augmenté depuis des lustres, contrairement à toutes, absolument toutes les autres pratiques. C'est d'ailleurs le type de relation que les Américains tolèrent le moins ! 14 % s'accommodent par exemple de la polygamie, 30 % laissent leurs ados forniquer tranquillement, 33 % veulent bien qu'on regarde de la pornographie. Tant que les liens du mariage sont respectés, ça va. On y verra sans doute un exemple de l'obsession américaine pour la vérité, voire la confession. Je ne vous rappelle pas l'affaire Clinton.

Une preuve d'esprit critique

Nous, les Français, nous gardons nos liaisons bien planquées (sauf quand nous sommes présidents). Ce qui rend le pardon plus facile puisqu'il n'y a rien à pardonner : le fameux crime sans victime.

Alors que conclure de notre situation d'exceptionnalité ? Personnellement, je ne lierais cette détente ni au couple ni au sexe, mais à la laïcité. Les pays protestants sont plus « sages » que les pays latins – un énorme cliché, mais qui fait statistiquement ses preuves. Sauf que la spécificité française ne relève pas

Draguer une autre personne que son officiel ne pose pas de problème, ce qui signifie que la séduction sort complètement de l'équation

La religion de l'amour éternel nous laisse sceptiques – une preuve d'esprit critique, plus que d'absence d'éthique.

seulement d'une tradition catholique – sinon la Pologne serait une terre de débauche !

Nous sommes avant tout massivement incroyants. En 2007, nous étions 48 % à nous déclarer athées. En 2012, les anti-Dieu purs et durs et les personnes non religieuses regroupaient 63 % de la population (les Suédois sont les champions du monde, avec 85 % de futurs résidents de l'enfer)[10].

Alors voilà : un infidèle, originellement, est quelqu'un qui n'a pas la foi. On sait bien que l'amour est non seulement l'opium du peuple (même si ses effets sont plus proches de la cocaïne que de l'opium, mais bon, passons), mais carrément une religion. Si nous trompons et sommes trompés, c'est parce que la religion de l'amour éternel nous laisse sceptiques – une preuve d'esprit critique, plus que d'absence d'éthique. Au pays des Lumières, on laisse l'ampoule allumée dans la chambre à coucher : une invitation à entrer ?

1 Loi n° 75-617 du 11 juillet 1975 portant réforme du divorce (www.legifrance.gouv.fr/affichTexte. do?cidTexte=LEGITEXT000006068520).
2 Voir « Statistics show you are not alone in trying to hide that second cookie », vanityfair.com, novembre 2015 (www.vanityfair.com/news/2015/10/poll-americas-bad-habits).
3 Voir Tony Mecia, « Financial infidelity poll: 6% hid bank account from spouse or partner », creditcards.com, 21 janvier 2015 (www.creditcards.com/credit-card-news/financial-infidelity-poll.php).
4 Voir « What is cheating? University of Michigan study looks at how people define infidelity », huffpost.com, 22 février 2013 (www.huffpost.com/entry/what-is-cheating_n_2743853).
5 Voir Martha Cliff, « Is your female colleague fantasising about You? Half of women think about other people during sex with their partner... and it's usually men from the office », dailymail.co.uk, 4 juin 2015 (www.dailymail.co.uk/femail/article-3108984/Is-female-colleague-fantasising-Half-women-think-people-sex-partner.html).
6 « Observatoire Gleeden de l'infidélité. Enquête sur les perceptions et les comportements des Français en matière d'aventures extra-conjugales », enquête Ifop pour Gleeden, 16 janvier 2014, p. 6, 20 et 21 (www.ifop.com/wp-content/uploads/2018/03/2471-1-study_file.pdf).
7 *Ibid.*, p. 5.
8 Voir Richard Wike, « French more accepting of infidelity than people in other countries », pewresearch.org, 14 janvier 2014 (www.pewresearch.org/fact-tank/2014/01/14/french-more-accepting-of-infidelity-than-people-in-other-countries/).
9 Voir Rebecca Riffkin, « New record highs in moral acceptability », news.gallup.com, 30 mai 2014 (https://news.gallup.com/poll/170789/new-record-highs-moral-acceptability.aspx).
10 « Win-Gallup International Global Index of Religiosity and Atheism-2012 », p. 3 (https://fr.scribd.com/document/136318147/Win-gallup-International-Global-Index-of-Religiosity-and-Atheism-2012).

Candaulisme

Pourquoi s'embêter avec l'infidélité quand on peut être candauliste ? Équivalent sexuel du socialisme utopique, le candaulisme célèbre le partage comme absolue jubilation. Ses adeptes n'aiment rien tant que voir leur compagne coucher avec d'autres. Le mot vient d'une légende antique : le roi Candaule épouse une femme si puissamment érotique qu'il décide de la faire « essayer » à l'un de ses officiers. Attention, spoiler : ça se termine mal. On retrouve pourtant les candaulistes triomphants au XVIIIe siècle, en Italie, où les nobles affublaient leur dame d'un chevalier très très servant [1].

Pendant que les jaloux enragent, l'idée fait son chemin. Sur Google Trends, on peut observer un effondrement de l'intérêt pour le libertinage, dont les requêtes ont été divisées par huit depuis 2004. Dans le même intervalle, le candaulisme partait de zéro pour doubler son concurrent en août 2010 (ne cherchez pas, il ne s'est rien passé) – au point qu'aujourd'hui le candaulisme est deux fois plus populaire que le libertinage. Les mêmes tendances sont visibles en langue anglaise. Selon les données du site PornHub, « cuckold » est la catégorie qui a le plus progressé en 2017 : + 72 % de trafic. Et un ouvrage de l'expert Justin Lehmiller avance que 58 % des hommes américains ont déjà fantasmé sur le candaulisme, pour un tiers des femmes (au féminin, le *cuckold* se dit *cuckquean* ou *cuckqueen*) [2].

Simple tendance ou évolution sociétale ? Qu'une société de la transparence pousse la « fidélité » dans ses retranchements peut se comprendre. Qu'une société de l'attention lâche son mot-clé fétiche dans cinq minutes n'est pas non plus exclu. Quoi qu'il en soit, le candaulisme compte des adeptes aussi nombreux que prosélytes : « candaulisme » est le seul mot nous ayant été réclamé à répétition pour cette chronique… par vous autres, lecteurs. Vous êtes exaucés.

1 Tout cela est joliment raconté dans l'ouvrage de Roberto Bizzocchi, *Les Sigisbées. Comment l'Italie inventa le mariage à trois*, Alma, 2016.
2 Voir Ian Kerner, « Cuckolding can be positive for some couples, study says », edition.cnn.com, 9 mars 2018 (https://edition.cnn.com/2018/01/25/health/cuckolding-sex-kerner/index.html).

Publié le 31 mars 2016

Faut-il entretenir sa libido comme on court un marathon ?

COMMENT RAVIVER les flammes de sa libido, quand le couple est devenu un partenariat plus domestique, pratique, économique, que sexuel ? Vaste question. Et qui en pose une autre, toute bête : pourquoi faudrait-il qu'un couple naisse et demeure sexuel ?

Certes, la différence entre nos conjoints et nos amis – pour celles et ceux d'entre nous qui ne pratiquent ni échangisme ni infidélité systématique – passe par une intimité charnelle. Nous sommes censés ne partager notre sexualité qu'avec une seule personne élue des dieux : justement parce que l'intime distribué n'est plus intime (ce qui ne l'empêche nullement d'être agréable, ou éthique).

Nous évoquions ainsi une chute vertigineuse de la satisfaction sexuelle avec le temps. Mais parmi la masse des déçus du sexe longue durée se tapisse tout de même un tiers de bienheureux considérant que la passion, avec les années, est restée intacte. Ont-ils gardé une sexualité solide ? C'est possible. Mais peut-être, aussi, ont-ils tout simplement accepté qu'une libido s'éteigne.

Les fameuses pépites du couple

Rappelons pour commencer qu'une décélération des rapports sexuels s'organise conjointement. Accuser l'autre (c'est toujours l'autre, n'est-ce pas…) permet de faire diversion : en réalité, il est très rare qu'un des partenaires seulement se mette au régime sans sexe. Ce sont les deux personnes qui cessent d'avoir le temps, qui cessent de mettre la main aux fesses, qui lâchent l'affaire. Qui ne demandent plus. Ou qui acceptent la passivité de l'autre, sans faire part de leur frustration, en laissant la situation s'installer. Nous voudrions une libido éclatante mais sans nous en donner les moyens ? Alors nous ne sommes pas seulement hypocrites : nous sommes fourbes. Car nous organisons l'échec.

Au niveau culturel, il est bien normal que « ça » se calme. L'inverse serait inquiétant. Nous serions égoïstes, renfermés sur notre passion, obsessionnels. De même qu'on regarde rarement mille fois le même film, on cesse progressivement de « voir » notre partenaire. Lors du passage au domestique, nous entrons, également comme individus, dans les meubles – aimés mais connus, pris en compte, mais sans constituer le point de focalisation. Cette situation est avantageuse à de nombreux points de vue : cesser de regarder l'autre permet de regarder ailleurs (le camion qui va vous écraser, ce Rembrandt au musée…). L'aveuglement partiel permet également de nous réserver de délicieuses surprises : les fameuses pépites du couple, quand on croyait tout savoir et qu'après vingt, cinquante ans, un matin, l'autre nous ébahit – nous révèle une facette inconnue, une énorme brèche dans le paysage, ou juste un détail adorable.

De même qu'on regarde rarement mille fois le même film, on cesse progressivement de « voir » notre partenaire.

S'exciter sans limites

Au niveau évolutionnaire, il est parfaitement légitime d'arrêter les frais. Si vous avez forniqué intensément pendant vos premières années communes, vous avez certainement suffisamment d'enfants à élever – et de bouches à nourrir. Vos efforts

Nous avons les moyens de nous exciter sans limites, faute de jouir sans entraves.

devraient se concentrer sur la progéniture déjà née plutôt que sur celle à venir. La ménopause est là pour nous rappeler qu'à un moment, physiquement, notre espèce survit mieux en s'abstenant qu'en copulant.

Aujourd'hui, armés que nous sommes (théoriquement) de contraception et de crèches, d'ovaires congelés et de strings imitation panthère, la sexualité s'est déconnectée de la reproduction. Nous avons les moyens de nous exciter sans limites, faute de jouir sans entraves. Nous pouvons nous mettre sous médication, sous tension, sous pression. Reste l'éternel débat de la nature contre la culture : *a priori*, nous ne sommes pas conçus pour conserver une libido éclatante, surtout quand nous avons commencé à nous reproduire. Faut-il aller contre nos hormones ? À chacun sa réponse, à vrai dire peu importe. Mais il faut au moins se poser la question dans ces termes : ai-je besoin, envie, d'aller contre mon instinct, contre la manière dont les choses se sont organisées spontanément avec le temps dans mon couple ? Contre quoi dois-je me battre ?

La comparaison avec ses pairs

Raviver son désir : pourquoi ? Et pour qui ? Pour vous-même, pour votre partenaire ou pour le regard de la société sur un couple qui peut parfaitement fonctionner sans sexualité, ou dans le cadre d'une sexualité non enthousiaste, répétitive ? Lisez-vous cet article par obligation sociale, parce que vous vous sentez coupable d'un manquement ? La science le montre : au-delà d'une relation sexuelle par semaine, votre satisfaction sexuelle n'augmentera pas[1]. (Votre pénis ne s'allongera pas non plus, désolée…) Si les six premiers mois où vous forniquiez comme des lapins vous manquent, rappelez-vous donc que le bonheur de ces moments-là n'étaient pas dus au sexe. Mais probablement au déferlement d'hormones de la passion.

En outre, la plupart d'entre nous s'intéressent plus à la norme qu'à la fréquence – mieux encore, la fréquence et la norme se confondent. L'effet psychologique est bien documenté : la satisfaction se construit sur la comparaison avec ses pairs. Nous sommes des bêtes de sexe, certes, mais aussi des bêtes sociales, or les standards de la normalité sexuelle ne demandent pas une organisation démentielle. Statistiquement, certes, une plus grande fréquence permet une meilleure satisfaction. Mais où se trouve votre couple, dans cette statistique ? Pas forcément en plein milieu. Pas forcément dans la masse.

L'ennui a des vertus formidables

On peut raviver la flamme en l'attisant, à en perdre le souffle. Mais on peut aussi très sincèrement se satisfaire d'incarner la petite fille aux allumettes, le garçon rêvant devant la bougie la plus frêle (non, je ne parle pas de votre pénis) : des plaisirs simples dans un monde complexe. Qui font moins mal au dos que la toupie péruvienne, et qui coûtent moins cher qu'une pilule bleue ou un petit pull rose.

Vous vous ennuyez ? L'ennui a des vertus formidables – sur la créativité, par exemple. Qui a déclaré qu'il faudrait ne jamais s'ennuyer, surtout dans son couple ? N'est-ce pas un luxe suprême que d'être lassé de quelque chose, n'est-ce pas la preuve qu'on en a bien profité ? Les promoteurs de la libido permanente et flamboyante ont toujours quelque chose à vous vendre, bizarrement.

Alors au lieu de râler d'ingratitude devant ce verre à moitié vide, observons-le à moitié plein : si notre libido s'épuise, c'est aussi pour terminer cette œuvre d'art, planter ce platane ou faire ces enfants. Il n'y a rien de honteux là-dedans. Raviver sa vie sexuelle, certes, pourquoi pas – mais en acceptant, tout de même, la condition humaine. Il n'y a pas que le sexe dans la vie. Mais il n'y a pas non plus que le sexe dans le désir.

Les promoteurs de la libido permanente et flamboyante ont toujours quelque chose à vous vendre, bizarrement.

1 Voir Belinda Luscombe, « For a Happier Life, Have Sex Once a Week », time.com, 18 novembre 2015 (https://time.com/4116508/for-a-happier-life-have-sex-once-a-week/).

Publié le 5 mars 2017

Se remettre d'un fiasco sexuel

PARCE QUE nous sommes de grands naïfs, le sexe passe pour une activité sûre – tout au moins en comparaison avec le parapente. Bien tassés entre deux oreillers, on pourrait se croire en territoire conquis… jusqu'au moment où ça coince, et sur des choses énormes (je ne parle pas des organes).

Sans vouloir ruiner votre brunch, il y a la fracture du pénis, les déchirements des muqueuses, les objets « oubliés à l'intérieur », les exhibitions qui tournent mal, le *revenge porn*, la bougie romantique qui met le feu aux rideaux, la chute sous la douche, à quoi l'on ajoutera, entre autres, les infections et autres grossesses non désirées. Le sexe peut nous faire terminer aux urgences. Et au commissariat.

Ces cas-là n'arrivant pas tous les jours, on s'en tiendra ici aux fiascos de couples installés s'honorant mutuellement dans l'intimité de leur chambre – non parce que ces fiascos sont moins graves (on peut infliger de réels traumatismes à quelqu'un qu'on croyait connaître par cœur) mais parce qu'ils sont plus fréquents.

Typiquement : le rapport qui fait mal alors qu'on voulait faire du bien, la réaction allergique surprise (il y a beaucoup de produits bizarres dans nos huiles et lubrifiants), l'humiliation, le *dirty talking* qui tombe pile sur une vulnérabilité, les humeurs qui débordent, l'embarras d'une jouissance qui ne vient pas, ou trop tôt, ou pas comme on l'attendait, ou pas au bon endroit, la confession dans le feu de l'action qu'on n'est pas certain/e d'assumer le lendemain, le fantasme qui tourne au cauchemar, le mari qui rentre sans prévenir, la faute de consentement mal interprété. Avec un gros et caetera.

Ne pas faire comme si rien ne s'était passé

Certains cas appartiennent à la comédie (« je me suis endormi en pleine action »), d'autres à la tragédie (« c'était censé être un jeu sexuel un peu sauvage, ma partenaire s'est sentie violée »). Évacuons donc les fiascos racontables en gloussant aux amis pour nous concentrer sur le vrai dérapage : celui où l'un des partenaires au moins a été blessé. Que cette blessure soit physique ou émotionnelle est tout aussi invalidant. Quelque chose de l'ordre de la confiance est cassé. On a voulu toucher à l'intime, on a perdu.

Quelque chose de l'ordre de la confiance est cassé. On a voulu toucher à l'intime, on a perdu.

Instant consolation d'abord : si vous avez échoué, ça veut dire que vous avez essayé quelque chose. J'enfonce cette porte ouverte parce que la sexualité, parfois, non seulement n'enfonce plus de portes du tout, mais les laisse chastement fermées – et ça, c'est peut-être une autre forme de fiasco.

Alors… peut-on se contenter d'avoir appris sa leçon ? Une confiance de perdue, dix de retrouvées, et vogue le navire ? Sans doute pas. Mais au moins peut-on espérer remettre les compteurs à zéro. À condition, et c'est important, de ne pas faire comme si rien ne s'était passé. Vous ne pouvez pas faire l'autruche après un fiasco, sous peine de voir ce non-dit grandir comme le monstre dans le placard.

Autre consolation : dans le cas où le fiasco appartenait à l'intimité émotionnelle ou charnelle, donc au royaume des sentiments invisibles, le

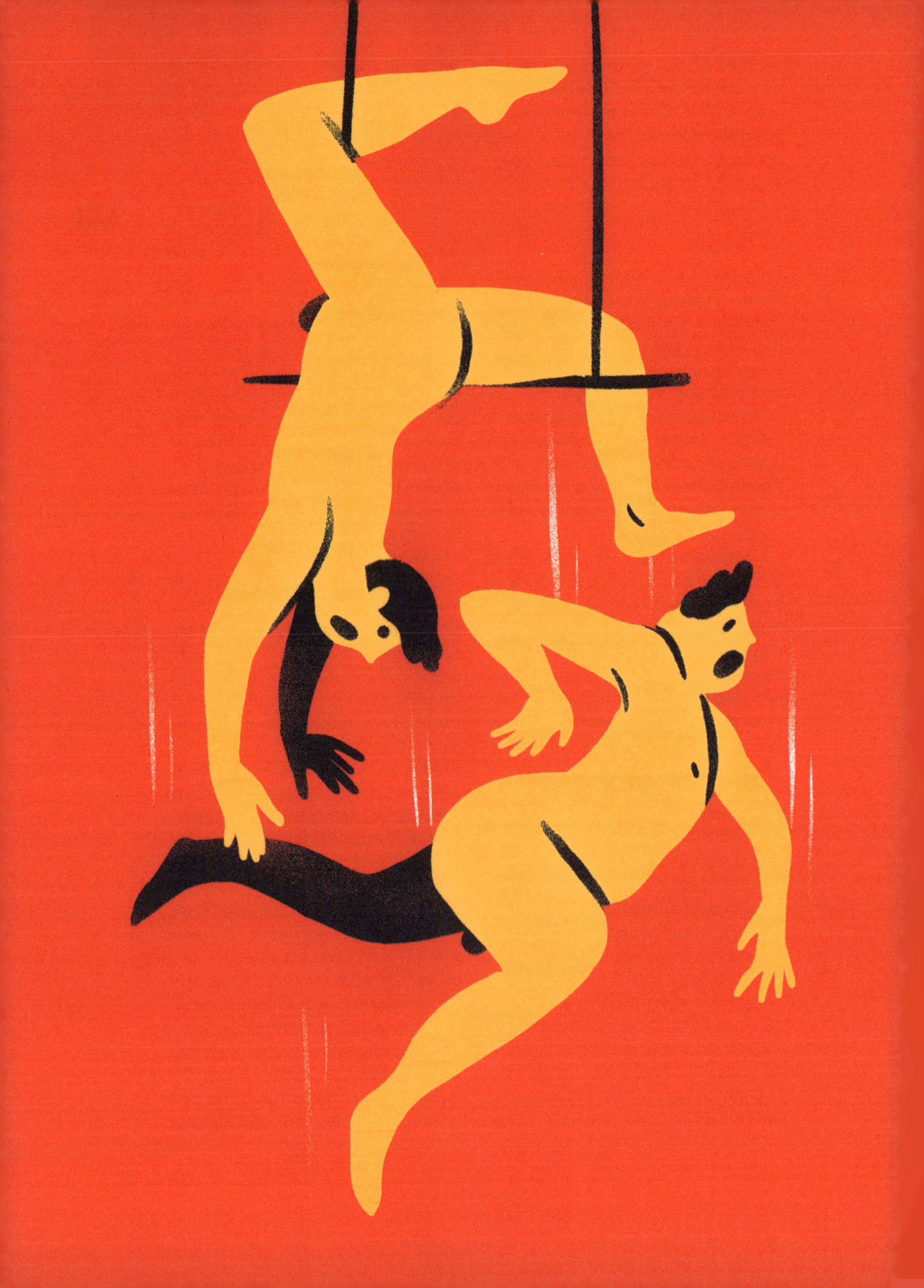

simple fait que vous ayez conscience de la catastrophe signifie que l'autre vous a parlé. Un bon point pour la communication ! Tant que le mal est dicible, les meubles sont sauvés. Presque. Un peu.

Éviter les excuses hypocrites

Puisque le dialogue est enclenché, commencez par vous excuser – sans chercher à désigner des coupables, parce que le plus souvent, un fiasco n'est la faute de personne. On se doute bien que vous n'avez pas fait exprès (sauf si vous êtes du genre à faire l'amour pour infliger des souffrances, auquel cas vous aurez l'amabilité de vous rendre immédiatement chez le psychologue le plus proche).

Ces excuses servent à reconnaître le mal-être causé et à marquer votre bonne volonté. La pire réaction consiste à nier (« mais non, ce n'est rien ») ou à remettre en cause la légitimité des sentiments heurtés (« tu ne devrais pas le prendre ainsi » – ce n'est pas à vous de décider comment autrui organise ses réactions émotionnelles). Évitez aussi les excuses hypocrites de type « je suis désolé que tu le prennes ainsi » (non : vous êtes désolé tout court).

Une bonne manière de briser la glace consiste à demander très précisément où les choses ont dérapé – pas pour vous flageller, mais dans une démarche positive de guérison. Sans compréhension des mécanismes du fiasco, vous risquez de le reproduire. Or si l'erreur est humaine, la répétition de l'erreur est stupide.

Deux moments en particulier sont cruciaux, et vous veillerez à ne pas vous contenter du premier : le dérapage, puis la continuation du dérapage. Un fiasco qui s'arrêterait dès son commencement pourrait à peine entrer dans la définition officielle : un rapport raté, vraiment raté, ce sont toujours quelques secondes ou minutes de trop.

Mettre en place des garde-fous

On peut ne pas remarquer un sursaut de douleur, mais on ne devrait pas pouvoir ignorer cinq minutes de pénétration douloureuse. Non qu'il faille, dans cet exemple précis, accuser la personne « active » : il y a des douleurs qui paralysent, des surprises qui enlèvent les mots de la bouche – on peut dépasser le consentement et plonger l'autre dans la stupeur.

C'est pourquoi dans le cas de pratiques à risque (le bondage, le sadomasochisme, l'activation de fantasmes de viol, l'utilisation de mots grossiers), le consentement ne doit pas se demander une fois pour toutes mais plusieurs fois tout au long du rapport. On peut accepter d'être enfermé, pour réaliser au bout de deux minutes que nous sommes claustrophobes.

Dans le cas de la sidération, ou du bâillon qui a trop bien rempli son office, il faudra absolument mettre en place des garde-fous pour la fois suivante – si fois suivante il y a. Car cela aussi, il faudra le négocier, et dans l'humilité : est-ce un fiasco définitif ? Si oui, n'insistez pas – profil bas (la personne pourra toujours, ou non, changer d'avis.)

Dans le cas toujours où vous êtes la personne blessante, vous noterez

Il y a des douleurs qui paralysent, des surprises qui enlèvent les mots de la bouche – on peut dépasser le consentement et plonger l'autre dans la stupeur.

que c'est souvent en amont que l'erreur a été commise : la préparation expéditive d'une sodomie, l'inexpérience en sadomasochisme (certains fouets sont incroyablement plus douloureux qu'ils n'y paraissent, même maniés délicatement).

Contrôle et empathie

Dans ces conditions, ce n'est pas « la faute à pas de chance ». Vous avez négligé une composante de l'organisation sexuelle qui est de vous informer – surtout quand vous testez une nouveauté, et surtout quand vous la testez sur d'autres nerfs que les vôtres.

Un adulte sensé devrait être en contrôle de lui-même, et dans l'empathie envers ses partenaires. Tirez les conséquences logiques de votre éventuel manquement : si vous ne saviez pas, peut-être auriez-vous dû savoir.

Enfin, avant de retenter une expérience de même type que celle qui vient d'échouer, ou même une fantaisie baroque complètement différente, revenez aux basiques, quels qu'ils soient. Si la confiance sexuelle doit être restaurée, réactivez-en les principes les plus essentiels. Rappelez au partenaire blessé qu'entre vous, d'habitude, les choses fonctionnent. Et qu'un fiasco ne signe pas nécessairement la fin de la confiance. Prenez votre bâton de pèlerin, votre mal en patience et, comme pour toutes les plaies : laissez guérir.

Avant de retenter une expérience de même type que celle qui vient d'échouer, ou même une fantaisie baroque complètement différente, revenez aux basiques.

Publié le 17 juin 2018

Non, la monogamie n'est pas « un héritage puritain ennuyeux »

L'interaction sexuelle n'est pas sacrée, d'accord, mais elle n'est pas non plus une poignée de main !

TRISTE MONOGAMIE ! On lui attribue tous les ennuis, mais hélas, aucun vice. Elle serait responsable de la routine, de nos lâchetés, de la crise des migrants. En confidence, nous murmurons : l'herbe serait-elle plus verte ailleurs, et les fesses plus rondes ? Aux dîners élégants, on intellectualise : « Comme Che Guevara disait l'autre jour à Christine Boutin, la monogamie est un héritage puritain destiné à contrôler les pulsions du peuple. » Sur Tinder, on demande des relations « sans prise de tête », c'est-à-dire purement sexuelles (remarque en passant : quand un amant estime qu'un rapport sexuel est plus facile à réussir qu'une conversation, ça commence mal).

Et pourtant ! 80 % des Français nés en 1960 ont déjà été mariés, et presque 50 % des plus de 15 ans le sont actuellement. Sont-ils pour autant monogames ? Difficile à dire, mais parmi eux rares sont les adeptes de l'échangisme (7 % des Français seulement ont déjà fréquenté un lieu échangiste [1]). Quant aux infidèles (un tiers des femmes, la moitié des hommes [2]), ils n'existent par définition que dans un contexte d'exclusivité : on pourrait même arguer qu'en assouplissant le contrat aux angles, l'infidélité renforce la monogamie.

Pourquoi un tel fossé entre discours public (« la monogamie, c'est nul ») et la réalité des faits (« c'est peut-être nul mais gardez-moi une place au chaud, j'arrive ») ? Laissons de côté les apports spécifiques du compagnonnage (il est effectivement plus facile d'acheter un appartement et d'élever des poissons rouges à deux), et revenons à nos cochons – ou à nos cochonneries. Trop souvent, nous affirmons que le sexe aventureux, vibrant, jouissif, constitue le prix à abandonner pour accéder aux bénéfices du partenariat domestique. Seulement, ça n'est pas vrai.

Courbe d'apprentissage

Commençons par les aspects logistiques : l'encouplement permet d'avoir accès à un corps consentant (le viol conjugal existe, il ne constitue cependant pas la norme). La plupart des couples cohabitent. Ils partagent le même lit et le même gel-douche. Sauf masochisme profond, ils se sont choisis parce qu'entre autres atomes crochus ils se trouvent sexuellement attirants. Objectivement, pour des rapports sexuels, ça aide… Pas besoin d'aller chercher un nouveau partenaire à chaque fois, de montrer patte blanche ou de trouver une chambre d'hôtel.

Quant aux calendriers polyamoureux, ils n'ont rien à envier aux arcanes de la bureaucratie française : outre la question des disponibilités de chacun, encore faut-il gérer la question des MST, les cœurs brisés, les espoirs déçus, les asynchronies du désir… Pour un choc de simplification, ça commence à faire beaucoup de boulot !

Deuxième énorme avantage de la monogamie : nous avons le temps d'y bâtir une relation de confiance, sans anxiétés ni doutes, sans devoir en permanence prouver ses compétences. L'interaction sexuelle n'est pas sacrée, d'accord, mais elle n'est pas non plus une poignée de main !

Nous nous améliorons d'ailleurs considérablement avec le temps :

si le tiers des hommes atteint l'orgasme lors d'une première nuit, le chiffre monte ensuite à 85 %. Pour les femmes, la courbe d'apprentissage se révèle encore plus intéressante : 10 % ont un orgasme avec un nouveau partenaire et 68 % par la suite[3]. Mépriser la monogamie, c'est se couper de nos capacités de progression – soit en se raccrochant à la pensée positive (« ça finira bien par marcher », « nous avons une alchimie épatante », « le Père Noël me doit bien cet orgasme »...), soit qu'on se fiche du plaisir de l'autre.

Le même contenu en changeant les enveloppes

Certains voudraient faire passer la confiance pour un luxe, une coquetterie bourgeoise, une option dispensable. Elle serait, à leurs yeux, un cache-sexe posé sur la pruderie. Vraiment ? Sauf à ne s'investir ni physiquement ni émotionnellement, ce vœu pieux semble difficilement défendable. Ouvrir ses draps revient à se rendre vulnérable, à offrir sa nudité, ses défauts, à sentir, goûter la peau de l'autre, à se confier, à prendre le risque d'avoir mal, d'échouer, d'être trop délicat ou trop sauvage, trop poilu ou trop glabre, trop expérimenté ou trop innocent, face à l'arbitraire des préférences de l'autre...

Avec une solide dose de mauvaise foi, on pourra hausser les épaules et considérer l'absence de confiance comme un piment sexuel. Ce serait oublier que la confiance se traduit physiquement, par de meilleures érections et des pénétrations moins douloureuses, par des orgasmes facilités et de moindres regrets.

Venons-en maintenant à la question de l'aventure : la monogamie permettrait certes une sexualité efficace (l'autre nous connaît sur le bout du clitoris), mais tiède, et répétitive. Ah bon ? C'est écrit dans quel paragraphe du code civil ? Par ailleurs, quand nous affirmons que la monogamie contrarie notre liberté sexuelle, nous affirmons que cette liberté se comptabilise en nombre de partenaires : nous affirmons que le seul champ d'expérimentation légitime est celui du chiffre, quitte à s'anesthésier émotionnellement.

Et puisqu'il faut réinventer la roue à chaque changement de partenaire, à quoi sert-il de répéter les trois mêmes pratiques « basiques » (pénétration, fellation, cunnilingus) avec cinquante personnes différentes, quand on pourrait essayer cent mille autres pratiques avec un/e partenaire unique, qui nous apprécie réellement et connaît nos cordes sensibles ? Est-ce que le pénis du voisin va vraiment changer du pénis du mari ? Nos désirs non monogames consistent à garder le même contenu sexuel en changeant les enveloppes : en fait, nous utilisons ces corps différents pour nous dispenser d'être sexuellement créatifs.

Un système sexuel incroyablement permissif

En poussant un peu côté mauvaise foi, on pourrait affirmer que la non-monogamie est une stratégie d'évitement, au contraire de la monogamie qui ouvre le champ des possibles. Mais alors, d'où vient cette impression que cette dernière nous limite ? Pourquoi, alors même que les meilleures conditions sexuelles sont réunies,

Nos désirs non monogames consistent à garder le même contenu sexuel en changeant les enveloppes : nous utilisons ces corps différents pour nous dispenser d'être sexuellement créatifs.

Nous craignons toujours de nous retrouver incapables de gérer les identités multiples, maman et putain, monsieur respectable et soumis entravé.

refusons-nous de considérer le couple comme un espace de partage de nos fantasmes, où l'on pourrait causer sex-machines, jeux de rôle ou BDSM ? Nos sexualités sont-elles à ce point contaminées par le quotidien ?

Peut-être. Mais cet enlisement n'est pas une conséquence obligatoire de la monogamie – seulement de la manière dont nous « faisons » la monogamie. Si nous avons du mal à retrouver le désir, c'est parce que nous nous désinvestissons. Si nous avons du mal à nous confier, c'est parce que nous continuons de considérer que certaines inclinations nous rendront moins « aimables » – nous craignons toujours, en 2018, de nous retrouver incapables de gérer les identités multiples, maman et putain, monsieur respectable et soumis entravé. Et pourtant !

Ces limites (sauf couples conservateurs aux timidités insondables, d'accord, d'accord) sont posées par nous-mêmes, à nous-mêmes. Elles relèvent de la prophétie autoréalisatrice : elles n'existent que si nous y croyons. Peut-être est-il temps d'affirmer haut et fort que la monogamie est un système sexuel incroyablement permissif – et que nous ferions mieux d'en profiter au lieu de nous plaindre.

1 Observatoire européen de l'échangisme, « Enquête sur les différentes formes de sexualités collectives en Europe », enquête Ifop pour Netechangisme, 2 octobre 2014, p. 13 (www.ifop.com/wp-content/uploads/2018/03/2781-1-study_file.pdf).

2 Voir Ifop, « Les Françaises et l'infidélité féminine à l'heure des sites de rencontre », ifop.com, 10 janvier 2017 (www.ifop.com/publication/les-francaises-et-linfidelite-feminine-a-lheure-des-sites-de-rencontre/).

3 Voir Justin R. Garcia, Chris Reiber, Sean G. Massey et Ann M. Merriwether, « Sexual Hookup Culture: A Review », *Review of General Psychology*, vol. 16, n° 2, juin 2012, p 161-176.

Vanille

En France, le sexe conventionnel a beaucoup été qualifié de « à la papa ». C'était avant que les darons ne deviennent des objets sexuels convoités (du *dadbod*, avec sa petite bedaine, au DILF, le *Dad I'd like to fuck*) ! Heureusement, un nouveau mot est arrivé : vanille. Est « vanille » toute sexualité ne comportant aucune bizarrerie ni contrainte, type domination, douleur, fétichisme ou jeu de rôle.

Cette appellation tire son origine (contrôlée) de l'univers des crèmes glacées : la vanille est basique, ne demande pas de palais éduqué… mais parade au sommet des parfums préférés des Français avec 19 % d'adeptes, devant le chocolat[1].

Une personne peut être vanille, une pratique aussi. Dans les deux cas, l'expression est péjorative : c'est le goût de la masse, industriel, pour les personnes dénuées d'imagination et d'aventure… contrairement aux amateurs de curiosités et autres sex-gourous qui se vantent d'incarner le bon goût. D'ailleurs, à de rares exceptions près, seules les personnes non vanille utilisent le mot « vanille » – en connaître l'existence est une gourmandise d'initiés.

Le problème consiste alors à se mettre d'accord sur les conventions : si les donjons et autres rêves de cuir sont unanimement considérés comme non vanille, que dire des mots salaces ? Des griffures ? De la pénétration anale ? Où commence le royaume rhum-raisin ? Par chance, l'étymologie vient à notre rescousse : la vanille est issue du latin *vagina*, la « gaine », qui donnera vagin au XVIIe siècle. Sans surprise, le sexe à la papa est donc celui qui sert à faire les bébés.

1 Magalie Gérard, Gaspard Lancrey-Javal et Morgane Hauser, « La glace parfaite selon les Français », enquête Harris Interactive pour Deliveroo, juillet 2017, p. 12 (https://harris-interactive.fr/wp-content/uploads/sites/6/2017/08/Rapport-Harris-La-glace-parfaite-selon-les-Francais-Deliveroo.pdf).

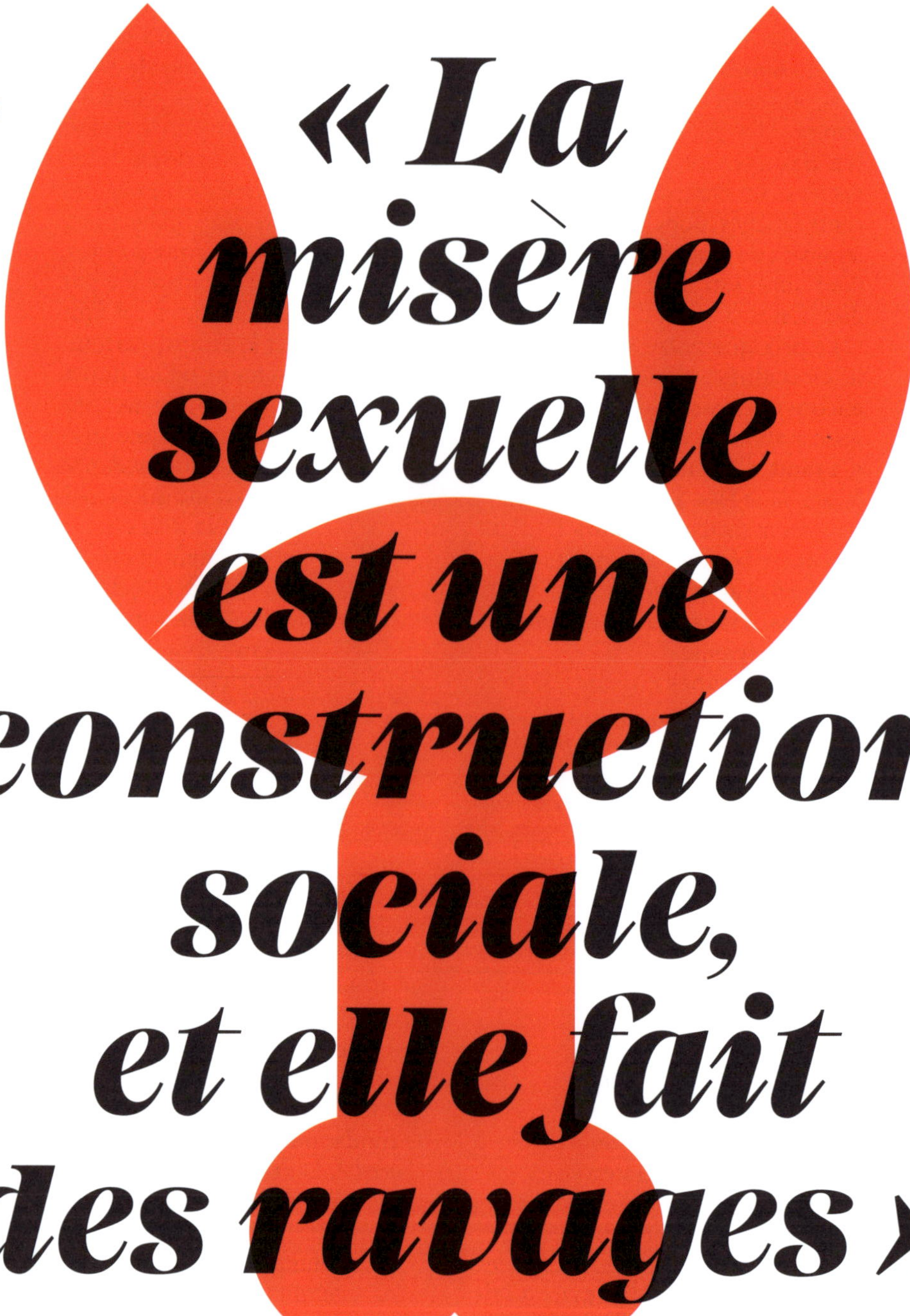

« La misère sexuelle est une construction sociale, et elle fait des ravages »

CE LUNDI 23 AVRIL 2018, à Toronto (Canada), un jeune homme a foncé en voiture sur des passants. Il appartenait à la mouvance des Incels, ces « célibataires involontaires » mâles, victimes autoproclamées de la cruauté des femmes. Le crime de ces dernières ? Ne pas être sexuellement intéressées. Le châtiment ? Dix innocents fauchés, dont huit étaient des femmes : du grain à moudre pour les dinosaures estimant qu'il « suffit de dire non ».

Le prix que notre société paie à la masculinité toxique s'alourdit, encore et encore, sans qu'on y réagisse autrement qu'avec fatalisme. Il y a mort d'homme, et ça n'est pas la première fois. En 2014, déjà, l'auteur du massacre de Santa Barbara (quatorze blessés, sept morts, dont le tueur) avait justifié sa folie meurtrière par l'incapacité à accéder au corps des femmes.

Pour ces jeunes hommes, le sexe est un dû. Cette conception transactionnelle du plaisir ne sort pas d'esprits malades ou perturbés. Depuis la courtoisie médiévale jusqu'aux films romantiques comme *Twilight*, notre culture enfonce le clou : un homme gentil, qui montre patte blanche, qui ne se décourage pas, sera récompensé par des rapports sexuels avec une femme (tandis qu'un homme moins gentil, ne montrant pas patte blanche, obtiendra comme James Bond des rapports avec *plusieurs* femmes). Encore aujourd'hui, quantité de « recettes de séduction » promettent d'enseigner des plans d'action supposément infaillibles. Avec des conséquences désastreuses : si les hommes font tout bien mais qu'ils n'obtiennent pas de sexe, alors les femmes sont injustes, tout comme est injuste une société qui autorise les femmes à ne pas « rembourser » les hommes de leurs attentions.

La pénétration est la seule rétribution attendue, la seule modalité du dialogue. Sans sexe, la vie est tellement indigne qu'on préfère la terminer en prison ou entraîner des inconnus dans la mort. Là encore, les germes culturels sont solides. Notre modernité est obsédée par l'idée de « rater sa vie » : il faut s'épanouir, tout le temps, partout. Cet épanouissement ne se limite pas à la sexualité : une femme sans enfant rate sa féminité, une personne sobre rate la transcendance par l'alcool… ne parlons même pas des losers qui ratent la Rolex avant l'âge de 50 ans ! La dignité humaine, garantissant au départ nos droits constitutionnels, est devenue un argument de vente tout-terrain : « Après une journée difficile au boulot, vous méritez une tarte tropézienne et un missionnaire avec bobonne. »

Le prix que notre société paie à la masculinité toxique s'alourdit, encore et encore, sans qu'on y réagisse autrement qu'avec fatalisme.

Deux conceptions limitantes du plaisir charnel

Admettons-le : nous tenons un double discours. Nous affirmons que le sexe n'est pas un droit mais, « en même temps », nous répétons que chacun trouvera l'âme sœur, que tous les goûts sont dans la nature et que l'absence de sexualité condamne le bien-être physique et mental. Les réfractaires se voient rappeler à l'ordre par leur entourage et les médias à travers des quantités astronomiques de recommandations hygiéniques (le sexe favorise

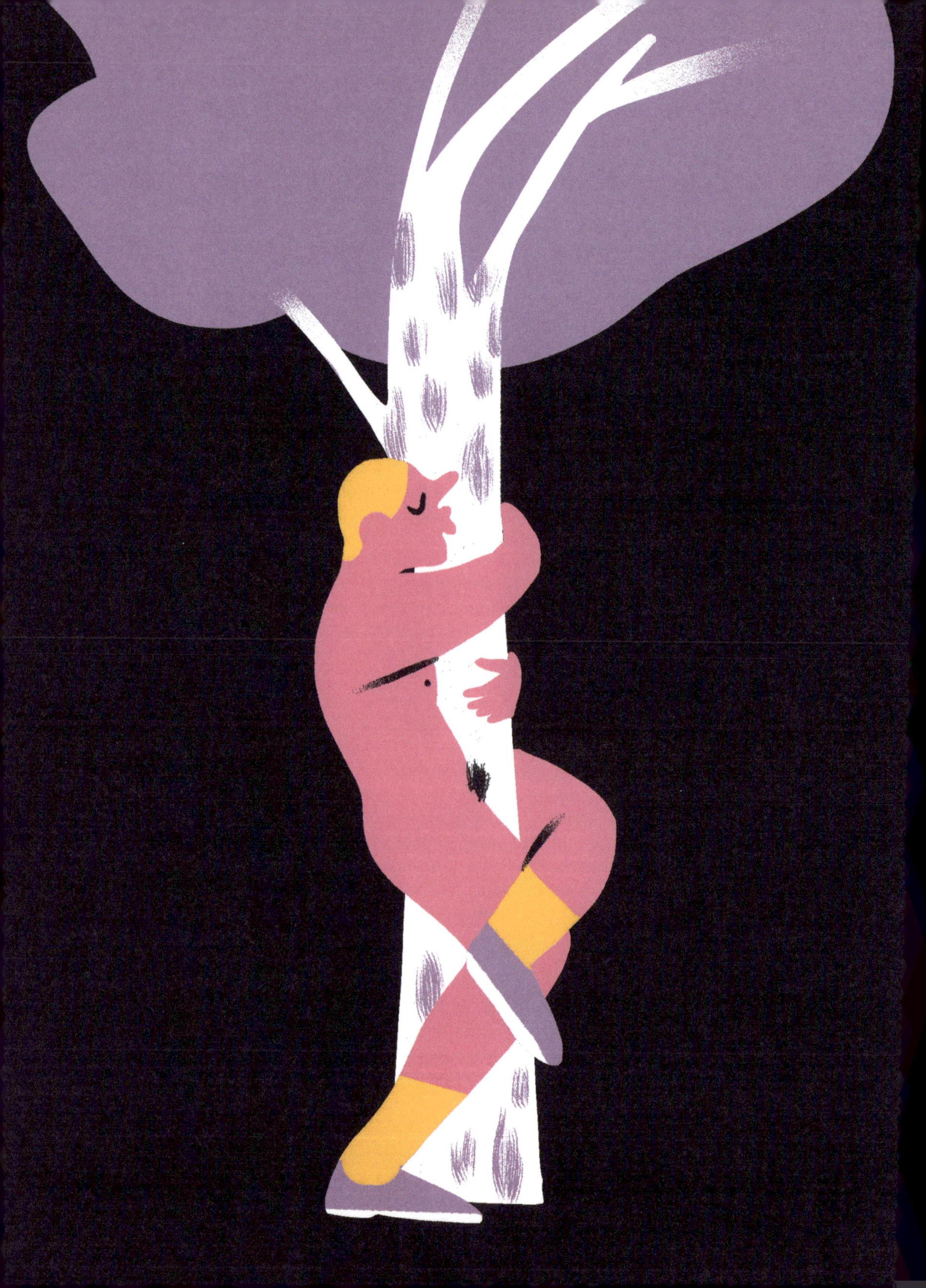

le sommeil, il soulage des tensions; les jours impairs, il brûle les calories équivalentes à douze portions d'aligot et traverse la mer Rouge en multipliant les bitcoins...). Le message est identique pour les couples : les conjoints peu motivés voient leur légitimité et leur avenir commun contestés, au motif que, sans maintien du devoir conjugal, l'union se réduirait à un simple hologramme. On pourrait ainsi faire couple sans cohabiter, sans faire d'enfant ou sans compte joint, mais pas faire couple sans coucher.

De telles conceptions dramatisent évidemment les enjeux, au point qu'on est en droit de demander quel besoin nous ressentons de marteler la norme sexuelle (de quelle mystérieuse inertie avons-nous peur exactement? Imaginons-nous que, sans motivation sanitaire ou psychologique, nous ferions face à une épidémie de chasteté?). La pression se fait d'autant plus contraignante que seuls les rapports avec pénétration comptent, tandis que les autres demeurent facultatifs (de simples « piments ») : il faut aller « jusqu'au bout ». Les caresses s'appellent « préliminaires » et non « plat de résistance ». La tendresse, les câlins, les formes d'intimité sans pénétration servent de simple accompagnement : celui ou celle qui s'en contenterait serait la victime d'une désastreuse arnaque (ou ferait preuve de mauvaise foi).

Notre culture se coltine donc deux conceptions ultralimitantes du plaisir charnel : 1) la sexualité est incontournable; 2) dans sa version légitime, elle exclut 99 % des possibilités érotiques. Cette sexualité authentique se fiche des massages, tolère vaguement les fellations, méprise les sextos, néglige les conversations enflammées, considère les attouchements comme de simples amuse-bouches. Elle renvoie les douches prises ensemble, les masturbations partagées, à du sexe incomplet.

Des exclus qui n'en sont pas

Les conséquences sont explosives. La réduction du champ de la sexualité « complète » empêche en effet ses bénéficiaires de considérer le verre comme à moitié plein (ou comme somptueusement rempli). Bien des hommes recevant une stimulation manuelle de leur conjointe se couchent frustrés, même quand ils ont connu un orgasme, même quand ces caresses étaient prodiguées avec attention et compétence. Il leur semble qu'il manque quelque chose. Dans notre optique occidentale, mieux vaut une pénétration expédiée en deux minutes plutôt qu'un jeu érotique époustouflant de deux heures.

Plus nous adoptons une définition étroite du sexe, plus les frustrés sont nombreux. Et plus nous dramatisons les conséquences d'une privation de pénétration, plus nous retournons le couteau dans leur plaie. Cette commisération, volontiers moqueuse, transforme les petites détresses en problèmes littéralement vitaux. Quand elle ne massacre pas des innocents à Toronto, la logique du « vrai sexe » encourage tous les autres types d'abus. Un exemple typique : quand on affirme avec une sublime hauteur d'esprit que les violeurs sont des victimes de la misère sexuelle

Dans notre optique occidentale, mieux vaut une pénétration expédiée en deux minutes plutôt qu'un jeu érotique époustouflant de deux heures.

Il faut bien comprendre que cette misère sexuelle existe uniquement parce qu'on considère comme « sexe » un rapport interpersonnel.

(sociologiquement c'est faux, mais on persiste à propager l'argument), il faut bien comprendre que cette misère sexuelle existe uniquement parce qu'on considère comme « sexe » un rapport interpersonnel. Le violeur peut se donner sa jouissance tout seul ! Même en étant exclu pour une raison ou une autre du champ de la séduction, il a toujours accès à des milliers d'autres formes d'interaction : rien ne l'empêche d'entamer une correspondance érotique renversante ou de s'inscrire sur des sites de webcams.

Du coup, quand on parle de misère sexuelle, cette misère entraîne la responsabilité d'une autre personne. Laquelle doit être compatible, disponible, bienveillante et physiquement présente (dans le cas contraire, cette autre personne est partiellement responsable des viols, ou des actes de terrorisme – ces arguments, les femmes les entendent constamment : « Ah ! mais quand même, les hommes ont des besoins »). L'emploi du mot « misère » empire le problème : les miséreux ne sont-ils pas en droit de se rebeller contre leur condition ? Même chose pour la restriction du mot « sexe » à la pénétration : combien de temps allons-nous créer des exclus qui n'en sont pas ?

Il ne s'agit nullement de modifier les noms de nos malheurs pour les faire disparaître : la misère sexuelle est une construction sociale, et elle fait des ravages. À Toronto comme à Paris, Marseille ou Épinay-sur-Orge, nous récoltons la colère que nous semons. Il est temps de se débarrasser de cette vision bornée de la sexualité. Si nous ne le faisons pas pour nous-mêmes, faisons-le pour éviter le prochain massacre.

Publié le 15 juillet 2018

Pas de sexe, merci : les nouveaux rapports platoniques

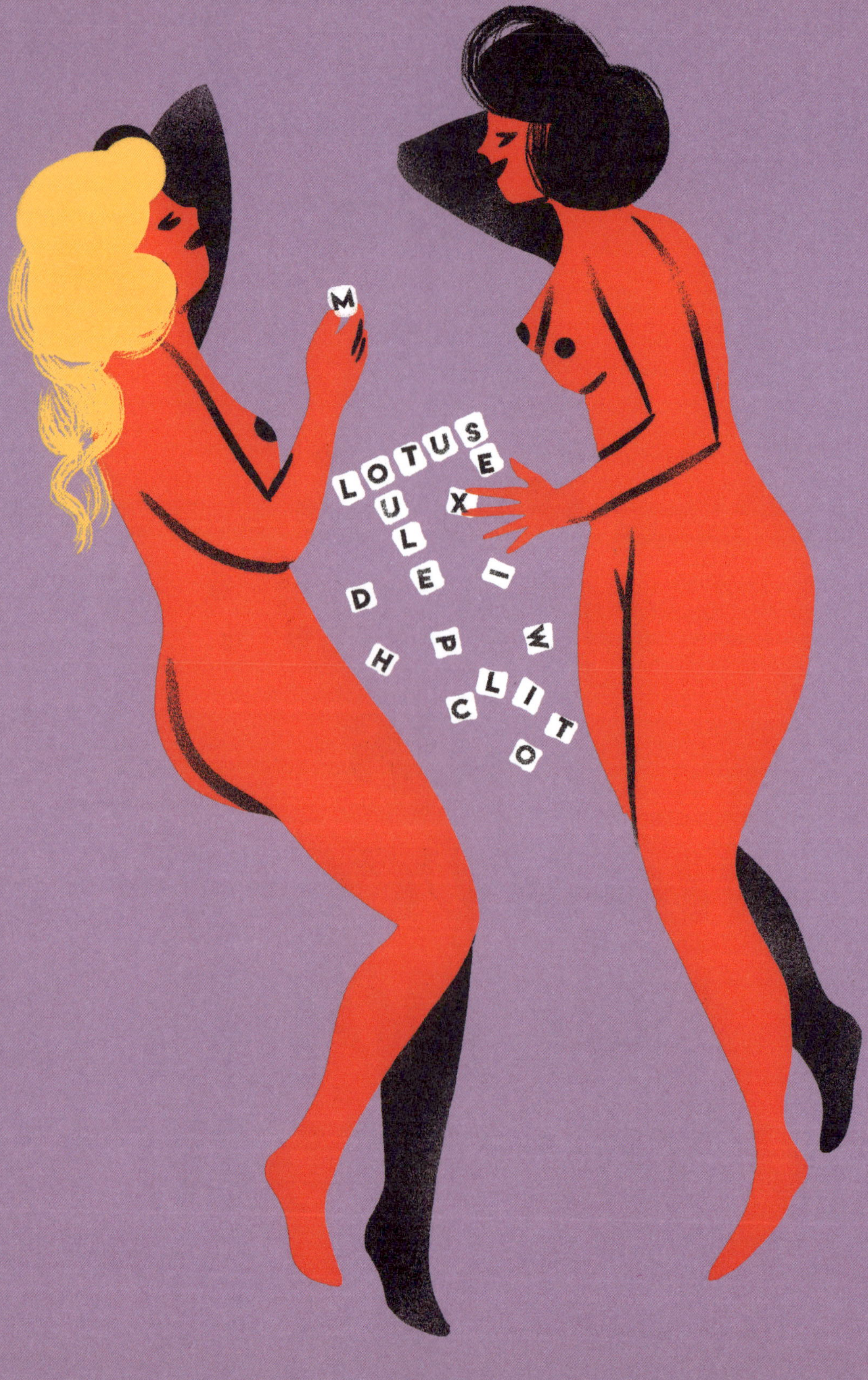
LOTUS

À EN CROIRE les oiseaux de mauvais augure, nous serions toutes et tous devenus des obsédés sexuels, errant dans une société sursexuée, condamnés à ne penser qu'à « ça ». Très bien. Mais pendant que nous rejouons le mur des lamentations, les relations platoniques non seulement subsistent, mais prolifèrent, sous des formes anciennes et modernes.

La première population concernée est évidemment celle des asexuels : dans cette catégorie, qui rassemblerait tout de même 1 % des Français, on ne ressent jamais de désir envers quiconque. Ce qui ne signifie pas qu'on n'ait pas envie de belles histoires d'amour (dans le cas contraire, on serait aromantique) ou qu'on ne connaisse aucune libido (les asexuels ont droit à la masturbation comme tout le monde). Les asexuels ont leurs sites de rencontre, leurs relations, leurs trajectoires... mais platoniques. C'est donc non seulement possible, mais plus acceptable que par le passé.

Viennent ensuite les couples non asexuels ayant glissé sur la peau de banane du long terme. Il existe des mariages sans sexe, parmi lesquels on peut inclure les mariages « presque » sans sexe : les chiffres varient selon les études, mais tournent autour de 15 à 20 % d'unions concernées. Cette situation est rarement volontaire. On évoque l'ennui, la lassitude, la mauvaise entente, les dysfonctions éventuellement liées à l'âge, la maladie, les médicaments... Ou le report de l'intérêt pour le sexe sur des partenaires extraconjugaux.

Platonisme sur la durée ou pour un temps

D'autres choisissent de jeter l'éponge pour des raisons personnelles, pragmatiques, religieuses. Parce que ça ne les intéresse pas, ou plus, ou pas pour le moment. La plupart des groupes passeront par des étapes platoniques autour des périodes de grossesse et s'en remettront (pire encore, ils se reproduiront !). Sans même parler des moments de séparation, plus ou moins prolongés, ponctués de rapports intermédiaires mi-virtuels mi-réels, allant du sexto érotique à l'amour *via* webcam.

À cela, nous devons également ajouter les amours logistiquement irréalisables : 62 % d'entre nous ont connu leurs premiers émois en fantasmant sur un acteur ou une actrice, tandis que 9 % ont fondu pour un personnage de dessin animé[1]. Ce dont on pourrait déduire que, sauf énorme coup de chance lors du Festival de Cannes, nous commençons quasiment tous notre vie érotique *via* des relations platoniques – chanteurs, athlètes, profs, héros de romans, mannequins...

Nous commençons quasiment tous notre vie érotique via des relations platoniques – chanteurs, athlètes, profs, héros de romans, mannequins...

La tendance ne risque pas de ralentir, puisqu'à l'ère des fanfictions, nous pouvons nous plonger dans ces amours sur la durée ! Et *via* les jeux de rôles, nous pouvons nous-mêmes devenir d'inaccessibles objets du désir, pour mieux jouir du haut de notre piédestal.

Pas question d'en rester aux premiers soupirs ? D'accord. Parmi les rapports platoniques non seulement choisis mais préférés, citons les rapports BDSM sans pénétrations ni contacts, les flirts, les coups de cœur sans lendemain ou les aventures

L'« orbiting », un néologisme décrivant la mise en orbite de la personne désirée dont on suit virtuellement les tribulations.

impossibles dans le milieu professionnel. La frustration peut alors se transformer en alliée, qui pimente le couple sans le menacer.

L'« orbiting », ou le désir mis sur orbite

Certaines relations sont d'ailleurs vouées à l'évitement d'une sexualité charnelle, et de manière assumée. C'est le cas des infidélités émotionnelles. On expliquera ainsi que, sur le site de rencontres extraconjugales Gleeden, quatre femmes sur dix se contentent volontiers de relations virtuelles pour briser leur routine (mais seulement 14 % des hommes). Une sur quatre ne compte absolument pas passer à l'acte. Et une sur cinq s'est inscrite seulement pour discuter[2].

Ce retour en grâce des relations distanciées télescope la pratique de l'« orbiting », un néologisme décrivant la mise en orbite de la personne désirée dont on suit virtuellement les tribulations, en se faisant remarquer comme spectateur ou en la suivant sur les réseaux sociaux. Mais sans jamais passer au contact réel.

Les relations platoniques peuvent aussi être choisies par arrogance ou par ennui : 39 % des Français draguent pour le plaisir ou pour jouer[3]. Et 6 % considèrent la séduction comme un loisir (en attendant le championnat du monde ?). Une personne sur cinq flirte volontiers pour tester son pouvoir d'attraction, et une personne sur dix pour flatter son ego, tandis que 22 % d'entre nous seraient même capables de draguer une personne qui ne leur plaît pas !

Ce mélange des genres se retrouve dans les rapports purement amicaux entre hommes et femmes : au royaume des relations désintéressées, les zones de trouble affleurent. Les hommes, d'ailleurs, ont plus tendance à être attirés par leurs amies femmes que les femmes par leurs amis hommes[4].

Enfin, une part croissante de nos vies sentimentales ou sexuelles esquive le face-à-face : non seulement nous trouvons nos amants en ligne, mais même quand nous les rencontrons à des soirées, nous les recontactons d'abord virtuellement – du coup, nous commençons à flirter bien avant le premier rendez-vous officiel.

Quand virtuel et réel se confondent

Selon une étude portant sur mille cinq cents célibataires britanniques, la moitié des sondés n'ont jamais demandé de rendez-vous *de visu*, de même que la moitié n'ont jamais quitté quelqu'un « en direct »[5] ! Cet évitement des rapports IRL (*in real life*) provoque un glissement de ce que nous appelons un rapport platonique. Ainsi, la moitié des étudiants américains estiment que « s'attacher émotionnellement » à quelqu'un relève de l'infidélité, de même que s'asseoir sur ses genoux. Pour plus d'un tiers, se raconter des secrets, c'est déjà tromper[6] !

À ce titre, de même que nous abandonnons progressivement les concepts de réel et virtuel, il sera bientôt absurde de séparer relations platoniques et relations charnelles – les deux s'interpénètrent volontiers. Si une femme se masturbe avec une courgette bio en pensant à son comptable, est-ce vraiment virtuel ? Bof.

Par ailleurs, en réincorporant dans le champ du désir « légitime » toutes ces sexualités parallèles, on limiterait les frustrations. Plus nous incorporons de possibilités platoniques à notre perception de la sexualité, plus nous étendons notre terrain de jeu : nous sortons d'une vision limitante et étroite de ce qui constitue un acte sexuel, pour y intégrer plus de fluidité… et plus de partenaires. Le platonique et l'érotique font l'amour, pas la guerre !

Si une femme se masturbe avec une courgette bio en pensant à son comptable, est-ce vraiment virtuel ?

1 « Enquête Zava : Parcours sexuels et développement de la sexualité », 2018 (www.zavamed.com/fr/enquete-experiences-parcours-sexuels.html).

2 Voir « Une infidélité virtuelle, une infidélité quand même ? » (sur une étude de l'institut Gfk), pressroom.gleeden.com, 5 avril 2016 (https://pressroom.gleeden.com/fr/infidelite-virtuelle/).

3 Enquête réalisée par YouGov pour Happn, réalisée du 22 au 28 juin 2018.

4 April Bleske-Rechek *et al.*, « Benefit or burden? Attraction in cross-sex friendship », *Journal of Social and Personal Relationships*, vol. 29, n° 5, août 2012, p. 569-565 (www.bleske-rechek.com/April%20Website%20Files/Bleske-Rechek%20et%20al.%202012%20Benefit%20or%20Burden.pdf).

5 Voir John Shammas, « Generation Tonder. Half of singletons in Britain have never asked someone on date face to face », thesun.co.uk, 24 octobre 2017 (www.thesun.co.uk/news/4757569/half-of-singletons-in-britain-have-never-asked-someone-on-date-face-to-face/).

6 Voir « What is cheating? University of Michigan study looks at how people define infidelity », huffpost.com, 22 février 2013 (www.huffpost.com/entry/what-is-cheating_n_2743053).

Orgies mortifères, ébats freudiens : petit guide du snobisme sexuel

SNOBISME : admiration inconditionnelle pour les opinions tenues pour distinguées. Mais comment pourrait-on être distingué, c'est-à-dire élégant, de bon ton, bien éduqué, illustre, hors du commun et éminent – merci le Larousse… –, quand le slip nous tombe sur les chevilles ? Mais rien n'est impossible, cher(e)s camarades. Et s'il est bien un domaine où le snobisme fait des ravages, c'est le sexe.

Commençons par les grandes lignes, celles de l'esprit de contradiction. Le snob sexuel veut ne rien faire comme tout le monde, parce que la masse a forcément tort : ainsi méprise-t-il le missionnaire du samedi soir, pas assez spécial, pas subversif… mais ce n'est qu'un début.

Être snob, c'est haïr large. Parce que la sexualité est considérée comme une activité joyeuse, on la rendra sérieuse. Parce que la majorité bêlante y adjoint un stupide sentimentalisme, le snob se fera un point d'honneur à coucher sans passion – il déploiera des trésors d'énergie à s'ennuyer.

Parce qu'on a tendance à s'accorder sur la notion de plaisir, il y adjoindra de la souffrance. Parce qu'on préfère le confort de notre lit, il appréciera les lieux sordides. Parce que c'est plus pratique sans vêtements, il gardera les siens, de préférence solidement lacés.

Parce que la sexualité produit de la vie, il s'étendra sur la pulsion de mort à l'œuvre dans l'ombre – que lui seul est assez malin pour entrevoir. L'élitisme est à ce prix : s'enclaver, donc exclure les autres. Nous. Les ploucs.

Thérèse d'Avila, idole pornographique

Le snob sexuel se veut initié (ce qui sous-entend que nous autres, malgré nos dépucelages et expérimentations, ne sommes initiés à rien). On repère ce discours à huit cents mètres, ou à treize centimètres, par son obligatoire mention du mysticisme. Si quelqu'un vous parle de Thérèse d'Avila comme d'une idole pornographique, l'indicateur est sérieux – comme un pape. La snob-sexualité n'a de sens que transcendantale, communiante, vecteur aller-retour non pas seulement vers le divin (ce serait trop agréable) mais aussi vers les forces du mal, de la destruction, de l'anéantissement.

Le sexe renverra au magma originel, à notre nature fondamentalement malveillante et dont nous devons être sauvés. Il s'y joue forcément un combat, parfois une mise à mort de nos partenaires et de notre identité. Ce n'est pas gai ? Tant mieux. On n'est pas là pour rigoler.

Le second axe du snobisme le confirme puisqu'il s'agit d'une attirance, osons le mot, maniaque, pour la psychanalyse freudienne. Le snob couche toujours avec sa mère, mais aussi avec son père, ses ancêtres les Gaulois, le singe descendu de l'arbre, l'amibe : au moins a-t-il le courage de l'admettre, contrairement aux ploucs qui ont l'inconscience de forniquer de bon cœur.

Le snob couche toujours avec sa mère, mais aussi avec son père, ses ancêtres les Gaulois, le singe descendu de l'arbre, l'amibe.

Le snob se complaît dans le malaise, cinquante mille nuances de gris. Il refuse nos simulacres de satisfaction sexuelle : version homme, il se désespère d'un pénis jamais assez phallique ; version femme, elle se désole d'un manque de pénis ET d'un manque de phallus – vous reprendrez bien une dose de drame ? Elle est offerte par la maison (mère, la maison).

Dialectes exotiques

Mais que serait un snob sans son utilisation huppée du langage ? Car c'est aussi là que la distinction se joue : dans le beau verbe, poétiquement désuet, celui d'avant la décadence moderne, quand une chatte était un con (mais qui faisait minette), temps délicieux où l'on osait les onze mille verges plutôt que le membre singulier.

Il s'agit de savoir déclamer son Sacher-Masoch et épeler son Pierre Louÿs. Ainsi irons-nous en orgie, certainement pas en club, pour se livrer à des ébats, non pour coucher, avec des personnes « de qualité », non avec des partenaires (ceux-là étant, comme chacun sait, dénués de qualités).

Vous pratiquerez le shibari plutôt que le bondage, vous serez queer plutôt que bizarre, vous honorerez à la fois le yoni des filles et le lingam des garçons.

Saupoudrez de dialectes exotiques : vous pratiquerez le shibari plutôt que le bondage, vous serez *queer* plutôt que bizarre, vous honorerez à la fois le *yoni* des filles et le *lingam* des garçons (les snobs ne croient pas trop en l'hétérosexualité).

Outre le vocabulaire, travaillez bien sûr le propos. Commencez par dire que vous ne parlez jamais de sexe ; ensuite, parlez-en. Définissez-vous comme sapiosexuel ; ensuite, expliquez que toute définition est une trahison. Tentez des assertions ésotériques comme : « La pornographie a raison » (ça marche aussi avec le yaourt). Expliquez à vos convives qu'on parle trop mais qu'il faut dire quand même, le *Zeitgeist* l'exige, mot compte triple.

Artiste éphémère ouzbek

Côté culture, le snob méprise Internet et s'abonne à des revues culturelles spécialisées comme *Edwarda*. Il aime L'Étrange Festival et les programmations alternatives de la cinémathèque, même si c'était mieux avant (« Bruce LaBruce a terriblement changé »).

Il ne rate jamais un article d'Agnès Giard ou de Paul Preciado, ni un spectacle estampillé Marie Chouinard, ni un livre de Catherine Millet (« elle a tout compris »). Il est complètement revenu de Mapplethorpe (« trop exposé ») depuis qu'il a découvert dans un pop-up store à Dakar cet artiste éphémère ouzbek qui reproduit la Pietà avec ses orgasmes, artiste dont il refuse de vous dire le nom parce que toute reconnaissance publique altérerait la pureté de la démarche. De toute façon, le snob se définit par ses détestations, pas par ses admirations. Il dit du mal de tout. Même des Ouzbeks.

Pour ce qui est du contexte, le snob maudit l'héritage judéo-chrétien de A à Z... pardon, d'aleph à tav, héritage accusé de toutes les limitations possibles et imaginables, et notamment de l'absence de partenaires « de qualité » constamment disponibles, sur commande, au doigt et à l'œil (le snob préfère le doigt, même s'il a lu Bataille).

Il est en effet très déçu des réticences de ses contemporains, qui ne savent pas aimer ailleurs, qui ne savent pas aimer hors temps, hors espace, dans le règne de l'imprévisible – qui savent si mal l'aimer, lui, qui représente tout de même, il faut le reconnaître, une niche sexuelle unique, spéciale. C'est le paradoxe du snob : il voudrait n'être comme personne mais que tout le monde soit comme lui. Et veuille de lui.

Cordes de chanvre d'importation japonaise

La religion en ayant pris pour son grade, passons maintenant un savon à l'opium contemporain : l'argent. Le snob tient évidemment le capitalisme et la cupidité pour ennemis. Il abhorre les sextoys qui commodifient le plaisir, mais a payé 300 euros ses cordes de chanvre d'importation japonaise (« le prix de l'authenticité »).

Il est au-dessus des contingences matérielles, à condition qu'on ne lui serve pas de mousseux. Il est pansexuel, pourvu que ses soupirants aient reçu une éducation supérieure, fût-elle une éducation supérieure de la rue (il trouve les pauvres très séduisants, d'ailleurs, pendant ses années fac, il vivait en chambre de bonne, très heureux, rognant sur son budget yaourts pour acheter des BD de Liberatore et Varenne, quand on savait encore dessiner).

Enfin, le snob trouve désastreux que *Le Monde* ait cédé aux sirènes faciles du capitalisme judéo-chrétien pour publier une chronique consacrée au snobisme sexuel. C'est un peu facile de se moquer. D'ailleurs *Le Monde*, c'était mieux avant. Le monde aussi.

C'est le paradoxe du snob : il voudrait n'être comme personne mais que tout le monde soit comme lui. Et veuille de lui.

Publié le 29 octobre 2017

Sexualité : problèmes d'hommes, problèmes de femmes

SOIXANTE-HUIT pour cent des Français sont satisfaits de leur vie sexuelle[1]. Côté positif, ce pourcentage ne laisse sur le carreau « que » 22 % de mécontents, auxquels s'ajoutent 10 % de purs esprits n'ayant aucune vie sexuelle. On peut cependant voir le verre à moitié vide : ne sommes-nous pas au troisième millénaire, temps de tous les plaisirs, de toutes les sursollicitations visuelles ? Nous n'avons jamais aussi facilement partagé notre technique érotique, nous disposons d'outils toujours renouvelés pour nous rendre désirables, nous croulons sous les stratégies pour trouver des partenaires adultes et vaccinés, nous sommes à deux clics de centaines de sextoys efficaces, notre machinerie biologique est incroyablement bien adaptée au plaisir... Au regard d'un contexte aussi favorable, un tiers de laissés-pour-compte, c'est beaucoup. Qui sont-ils, et quand ça coince, où gratter ?

En Angleterre, une étude portant sur cinq mille personnes démontre qu'un tiers des sondés ont déjà eu des problèmes sexuels. Leurs interlocuteurs spécialisés (sexologues, thérapeutes) rapportent une augmentation des dysfonctionnements physiques (+ 24 %) et des soucis liés à la consommation de pornographie (+ 47 %) – même s'il est impossible d'affirmer si c'est le nombre de complications qui prend de l'ampleur ou seulement l'aisance avec laquelle on consulte un spécialiste.

Qui sont les grands malheureux ? Plutôt les hommes que les femmes et, sans surprise, plutôt les personnes malades et les parents – notamment les parents d'adolescents. Les femmes se plaignent essentiellement de troubles de l'intimité émotionnelle et d'absence de communication (avec respectivement 84 % et 75 % de prévalence). Loin derrière viennent la fatigue (31 %), les traumatismes passés (25 %), le manque d'intérêt (23 %), les complexes, le stress. Il faut attendre les tréfonds du classement pour trouver des éléments techniques : la méconnaissance du corps et de ce qui lui donne du plaisir (3,4 %), la dysfonction sexuelle (1,9 %). Pour simplifier, les problèmes des femmes se situent dans la relation d'abord, puis dans la tête, puis seulement marginalement dans le corps.

Ne sommes-nous pas au troisième millénaire, temps de tous les plaisirs, de toutes les sursollicitations visuelles ?

Mars et Vénus ?

Chez les hommes, la répartition des insatisfactions est beaucoup moins tranchée. Le manque de communication entre partenaires arrive en premier, quasiment à égalité avec le stress. Ils sont cités par les deux tiers des thérapeutes. La dysfonction sexuelle occupe la troisième position (44 %) : on parle essentiellement de soucis érectiles (qui concernent un tiers des Français de plus de 40 ans[2]) et des éjaculations précoces (pour rappel, est considérée comme précoce une jouissance incontrôlée se produisant généralement moins d'une minute après le début du rapport, même si la police et les manifestants ne sont pas toujours d'accord sur la définition exacte).

Selon l'Association française d'urologie, un dixième des hommes connaissent ces éjaculations rapides de manière répétée, et les deux tiers occasionnellement. Le manque d'intimité émotionnelle (38 %) et la

« Le plus gros organe sexuel, c'est le cerveau ». Ou, dans sa variante spéciste : « On n'est quand même pas des bêtes. »

fatigue (31 %) suivent dans le classement des contrariétés, tandis que la mauvaise technique sexuelle n'est citée que dans 13 % des cas. Au fond des tiroirs des priorités masculines, nous trouvons la mauvaise image du corps, mentionnée par seulement 1 % des spécialistes.

Ces chiffres britanniques recoupent nos priorités nationales : quand l'Ifop demande aux Français d'expliquer les fondements nécessaires à une vie sexuelle plaisante, c'est de manière écrasante la bonne entente entre les partenaires qui occupe le sommet de la pyramide des réponses (85 % des sondés). La bonne érection et la durée du rapport sexuel sont évoquées par moins de 10 % des répondants – loin derrière le désir (73 %) et l'atmosphère (17 %). Voilà qui corrobore le bon sens populaire, quand il affirme que « le plus gros organe sexuel, c'est le cerveau ». Ou, dans sa variante spéciste : « On n'est quand même pas des bêtes. »

Interrogés sur leurs problèmes sexuels, les Français placent le manque de désir et les difficultés à atteindre l'orgasme en première position (60 % de personnes concernées), devant les troubles de l'érection (47 %) et de l'éjaculation (38 %).

Revenons maintenant à nos questions de genre : peut-on tirer des plans sur la comète et affirmer que, statistiquement parlant, les hommes se focalisent sur leurs déficiences physiques, tandis que les femmes déplorent surtout des problèmes relationnels ? Ils regarderaient leur petit doigt, tandis qu'elles se préoccuperaient de sentiments ? Mars et Vénus encore à l'horizon ? Une telle classification serait en vérité un peu facile.

Problèmes de tout le monde

Les problèmes sexuels sont en effet rarement étanches. Pour donner un exemple parlant, 30 % des éjaculateurs précoces rapportent une anxiété liée aux rapports sexuels, 64 % se disent en situation de détresse personnelle, 68 % perdent confiance en eux... ce qui détériore leurs relations de couple dans 44 % des cas. L'Association française d'urologie rapporte des liens entre phobie sociale, difficultés de verbalisation des émotions et précocité : ce que les mots ne peuvent plus exprimer ressortirait par le corps (du moins, c'est une théorie). Nous obtenons littéralement une cascade de problèmes : on peut imaginer un homme trop stressé pour communiquer, chez qui ce blocage se traduit par des dysfonctions érectiles, enclenchant un cercle vicieux de désengagement émotionnel qui épuise le couple, motive des complexes, et la boucle est bouclée.

Un autre savoureux exemple de l'imbrication entre physique et mental nous a été offert en 2014 par deux chercheurs portugais, qui ont établi que les hommes les plus conservateurs et les plus machistes étaient aussi ceux qui se coltinaient le plus de dysfonctions sexuelles. Ce qui peut s'interpréter de plusieurs manières : soit la nature met des bâtons dans la roue de la reproduction des sexistes (ça se saurait), soit les problèmes d'érection produisent du mépris (« si je ne bande pas, c'est qu'elle n'en vaut pas la peine »), soit enfin, le manque de respect pour ses partenaires est le meilleur moyen d'enrayer la machine du désir. On ne tranchera pas le débat aujourd'hui...

La santé globale est également en jeu : le tabagisme, les maladies ou la médication peuvent créer des troubles sexuels, ainsi que la dépression. En limitant ces questions au pur génital, nous ne faisons que réactiver la tendance occidentale à découper les anatomies, les genres et les psychologies en morceaux. Les problèmes sexuels d'un tiers de la population sont les problèmes de tout le monde, de même que les problèmes des hommes sont les problèmes des femmes : « ça » n'arrive pas qu'aux autres. Quand notre culture sexuelle ne tient pas ses promesses, nous sommes toutes et tous logés à la même enseigne.

Les hommes les plus conservateurs et les plus machistes étaient aussi ceux qui se coltinaient le plus de dysfonctions sexuelles.

1 Enquête multi-pays sur la satisfaction sexuelle, Ifop/Mylan, juin 2013.
2 François Giuliano, Marie Chevret-Measson, Anne Tsatsaris, Caroline Reitz, Michel Murino et Patrick Thonneau, « Prevalence of Erectile Dysfunction in France: Results of an Epidemiological Survey of a Representative Sample of 1004 Men », *European Urology*, vol. 42 n° 4, octobre 2002, p. 382-389.

Publié le 9 janvier 2016

Au-delà du sexe « cérébral »

IMPOSSIBLE d'éviter le flux des tendances : tous les six mois, le monde du sexe s'inflige un nouveau néologisme. Pour information, nous en sommes à la case « lumbersexuel ». Jamais entendu parler ? Personne ne vous jettera la poutre. Le lumbersexuel est l'enfant maudit d'un bûcheron et d'un métrosexuel (il est moderne, il a des parents gays) : un barbu à chemise à carreaux mais qui ne sent pas le sapin. La différence avec un hipster ? Aucune idée.

Il y a quelques années, ces tendances pouvaient nous occuper plusieurs semaines (repose en paix, femme cougar, tu n'as point démérité). Mais les « concepts » ont désormais une durée de vie misérable. Nous sommes horriblement blasés. Sans doute parce que nous avons un cerveau et qu'on peut difficilement nous resservir dix mille fois le même buzz. C'est trop d'agitation.

Mais justement. Parlons de cerveau, et parmi les tendances vite-créées-vite-oubliées de l'an dernier, versons une larme sur les sapiosexuels. Ce ne sont pas des hommes préhistoriques, même si le retour du pagne m'aurait personnellement ravie. Les sapiosexuels sont des personnes qui trouvent l'intelligence attirante au point qu'elle occupe la première place dans leur imaginaire érotique. Alors, évidemment, ça pose des tas de questions comme : vous connaissez beaucoup de personnes qui préfèrent la bêtise ? (les spornosexuels, peut-être ?) Ça ressemble à quoi, exactement, du sexe sans cerveau ? Combien de cannabis faut-il fumer pour s'en approcher ? De quelle intelligence parlons-nous, sachant qu'on en fait des catalogues entiers ? Est-ce qu'on passe des tests de QI avant la rencontre ? *Quid* du monsieur brillant, cultivé, drôle, mais dont les opinions nous déplaisent profondément ? L'intelligence garantit-elle la compatibilité intellectuelle ? Comment définir exactement quelles sont nos priorités en matière amoureuse ? Qui peut dire : c'est *ça* le fondement de mon désir ?...

La pornographie remplacée par *Science & Vie*

Le plus amusant, c'est que lors de la courte existence du sapiosexuel, le concept a semblé séduire un paquet d'internautes – parfaite synchronicité avec le film *Une merveilleuse histoire du temps* où l'ex-mannequin Eddie Redmayne incarnait un Stephen Hawking certes en pleine dégénérescence, mais d'un sex-appeal imparable.

Alors imaginons que ce soit vrai. Imaginons qu'une majorité d'entre nous kiffe l'intelligence avant tout (imaginons que Tinder ne soit pas le site de rencontres le plus utilisé du monde ou bien qu'on y sélectionne nos partenaires sur leurs capacités de calcul mental). On engagerait des philosophes pour animer les soirées érotiques. Les ados cacheraient des photos de Sartre et Beauvoir sous leur oreiller. Les gens sortiraient non pas en boîte mais en séminaire universitaire. La pornographie serait remplacée par *Science & Vie*. Ce serait vachement bien. Mais admettez qu'on ne vit pas exactement dans cet univers-là. D'ailleurs, sans vouloir ricaner, une étude américaine montre que les hommes aiment l'idée d'une femme intelligente, mais cessent de

Le lumbersexuel est l'enfant maudit d'un bûcheron et d'un métrosexuel : un barbu à chemise à carreaux mais qui ne sent pas le sapin.

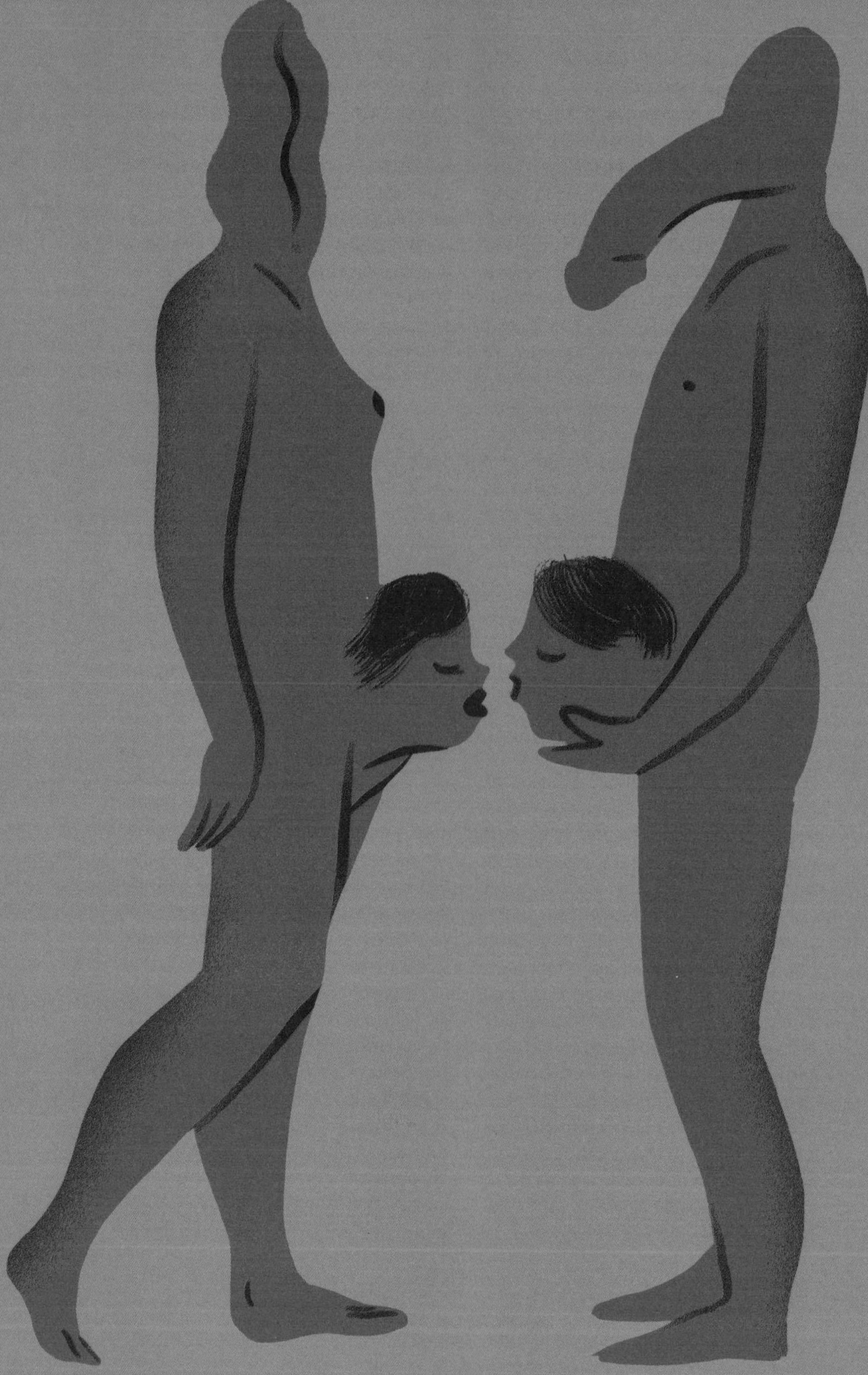

trouver ces dernières attirantes si on leur explique par A + B qu'elles sont plus malines qu'eux[1].

Venons-en donc au lièvre : à mon avis, les sapiosexuels ne représentent pas une attraction mais une réaction. Ils incarnent le pendant actuel du mépris du charnel. Ils sont la millième occurrence du désir rationalisé, hygiénisé, rendu convenable par la suprématie du cerveau. Des siècles plus tard, nous reprenons la lutte du corps contre l'esprit, avec cette idée sous-jacente très religieuse que la meilleure version de nous-même n'a pas de sexe.

Quand on dit « sapiosexuel », on peut sentir le souffle du « nouveau réac ». Il est impossible d'affirmer aujourd'hui dans l'espace public que la sexualité est mauvaise – elle est trop populaire, trop chic... trop obligatoire, aussi. Mais, en l'absence de cette option, on peut encore extraire le corps de la sexualité – c'est sûr qu'on tachera moins les draps. C'est pourquoi, plutôt que de s'attaquer directement aux galipettes, les réacs les assèchent avec un discours incroyablement pernicieux : en se faisant passer pour des gourmets absolus, voire pour les gardiens du temple.

Cesser de hiérarchiser les plaisirs

Ce faisant, ils tentent de propager l'idée que le sexe est meilleur quand il est purement cérébral, et le désir, plus légitime quand il se porte sur la collection de livres anciens. Vous reconnaîtrez ces parangons du snobisme à leurs perles de sagesse préférées, qui ressemblent à ces petites phrases d'inspiration « philosophique » qui se nichent partout sur Internet. Ils diront que le sexe est meilleur quand on aime. Que l'orgasme se passe dans le cerveau. Qu'il faut laisser ses fantasmes prendre la poussière. Ils diront que les autres (nous) sont des bêtes incultes, alors qu'eux ont accès à des plaisirs élitistes – études supérieures obligatoires, à quoi l'on ajoutera des lectures élégantes dans des alcôves. Ne manque plus que la perruque poudrée.

Loin de moi l'idée de réduire la sexualité à quelque chose de purement physique. D'ailleurs, si ces thèses réapparaissent à intervalle régulier, c'est bien qu'elles interpellent et qu'elles rassurent : dans un monde ultracharnel, nous ne sommes pas réduits à notre chair. Ouf !

Sauf qu'à vraiment, vraiment mettre les pieds dans le plat, il reste plus hasardeux d'avoir un orgasme purement cérébral (ça arrive : les rêves érotiques) qu'avec son corps (ça marche neuf fois sur dix pour les hommes, les deux tiers du temps pour les femmes qui se masturbent – et, pour elles, seulement quatre fois sur dix avec un partenaire). *A priori*, une personne aux nerfs bien branchés, pas trop malade ni stressée ou affamée, connaîtra une jouissance même médiocre, si on la triture correctement.

Le problème étant qu'on ne peut pas apprécier le sexe dans toutes ses possibilités, en affirmant simultanément que le cérébral serait « meilleur ». Ou que le corps serait « meilleur », d'ailleurs. La plus convaincante preuve de l'importance du cerveau, du côté de l'actualité, se trouve dans le Viagra féminin. Ses concepteurs sont partis du principe

Les hommes aiment l'idée d'une femme intelligente, mais cessent de trouver ces dernières attirantes si on leur explique par A + B qu'elles sont plus malines qu'eux.

qu'avec la bonne molécule, les femmes développeraient une libido solide. Alors d'accord, les résultats cliniques n'ont convaincu personne. Mais l'échec commercial patent (moins de deux cent vingt-sept prescriptions les premières semaines aux États-Unis, contre six cent mille pour le Viagra masculin) montre que nous ne sommes pas prêts à accepter que les femmes, notamment, soient de purs corps. Les hommes, d'accord... Mais pas les femmes.

De toute façon, personne ne nous demande de trancher : en sexualité, c'est fromage ou dessert, fromage et dessert, dessert avant le fromage, ni l'un ni l'autre, et puis des sushis recouverts de Chantilly si on veut. D'ailleurs, puisque nous évoquions les tendances sexuelles, je propose la suivante pour la saison printemps-été : cesser de hiérarchiser les plaisirs. Pour le néologisme associé... eh bien, je laisse les sapiosexuels choisir.

A priori, *une personne aux nerfs bien branchés, pas trop malade ni stressée ou affamée, connaîtra une jouissance même médiocre, si on la triture correctement.*

1 Voir Adam Karbowski, Dominik Deja et Mateusz Zawisza, « Perceived female intelligence as economic bad in partner choice », *Personality and Individual Differences*, vol. 102, novembre 2016, p. 217-222 (www.econstor.eu/bitstream/10419/157279/3/manuscript%20revised%20and%20edited2.pdf). Je trouve personnellement que cette étude est pleine de défauts et je la cite seulement comme contrepoids.

Galipette

Selon le Larousse, faire des galipettes consiste à « rouler sur soi-même après avoir posé la tête sur le sol ». Comment cette activité terriblement hostile à nos lombaires en est-elle venue à désigner les rapports sexuels ? L'association d'idées est d'autant plus remarquable qu'elle contamine tout le voisinage sémantique : on culbute ses partenaires, on se livre entre amants à des acrobaties, on grimpe aux rideaux, on planifie des parties de jambes en l'air…
Ce programme épuisant, potentiellement générateur de fractures de pénis, nous entraîne dans deux directions pas franchement avantageuses l'obligation de performance et le soupçon de gaminerie.

Pas terrible ? Essayons donc de nous rattraper du côté de l'étymologie ! De prime abord, on reste sur une sexualité sportive et méprisable : les différentes origines dialectales du mot « galipette » oscillent entre la cabriole (calipette, au Havre), la course effrénée (calipette encore, mais à Nantes), la goinfrerie (*galipia*) ou le monde des vauriens (galipauds). Mais si nous remontons jusqu'à l'ancien français, nous tombons sur le verbe « galer », qui signifie « prendre du bon temps, se la couler douce ». Si nous ne « galons » plus des masses à l'heure de la productivité triomphante, nous avons gardé le sens de la *gal*anterie et de la rigo*l*ade, dont nous nous ré*gal*ons tout en épatant la *gal*erie avec nos *gal*éjades. Nos galipettes descendent alors du rideau pour retomber sur leurs pattes : droit dans le monde des plaisirs paresseux. Ouf !

Publié le 16 avril 2017

Êtes-vous une pornstar qui s'ignore ?

JUSTE AVANT le tournant du millénaire, à peu près tout le monde s'accordait à déplorer le déferlement d'esthétiques porno-chic dans la publicité et la mode. Les boutiques Rykiel proposaient leur espace sextoys. Les parfumeurs de luxe plaçaient stratégiquement leurs flacons entre les jambes ou les seins de femmes sans tête. La marque American Apparel embauchait des hardeuses pour ses affiches... Que reste-t-il de nos indignations ? Aujourd'hui, pas grand-chose. Nous levons encore un demi-sourcil quand des publicités semblent inspirées d'une tournante, la Ville de Paris interdit désormais les publicités sexistes et discriminatoires... mais on peut faire du sexy sans sexisme – et on ne s'en privera pas.

Le combat n'a pas été perdu : nous avons embrassé ce que nous considérions comme l'ennemi. Au point de vivre actuellement sous occupation des codes pornographiques. Le X est notre paysage. Son imagerie nous a contaminés. Comme le font remarquer Claudia Attimonelli et Vincenzo Susca, son omniprésence s'observe dans « les allusions sexuelles, performances obscènes et dédales X, *sexting*, *dickpic*, *twerking* à gogo, *gastroporn*, *food porn* et autres pratiques d'érotisation lascive de la nourriture, traitements cosmétiques destinés à fuseler chaque courbe du corps, designers voués à conférer du *sex-appeal* à n'importe quelle forme du monde, vendeurs en tout genre rompus à l'art de la séduction, prêtres, mannequins, rock stars, intellectuels et entrepreneurs impliqués dans des scandales sexuels... Regardons autour de nous : les murs du porno sont tombés[1]. »

Vos journées subissent-elles cette contagion ? Je parie que oui, et dès les premiers gestes matinaux. Votre déodorant vous vend des possibilités sexuelles. Votre lingerie, y compris si vous êtes une très jeune femme, adopte les couleurs, formes, dentelles et lacets des productions autrefois érotiques. Vous allumez la radio, tombez sur un single de Booba (« ma descendance est morte dans un rouleau de Sopalin ») ou Saez (« mets ta langue où tu sais »), suite à quoi vous lisez dans les journaux les derniers chiffres concernant la sexualité des ados.

La sexualité appartenait à la nuit

Après avoir instagrammé votre toast avocat-bacon sous le mot-clé #orgasme, vous prenez le métro. Sur les murs, une enfilade de paires de fesses vous suggère de racheter un lave-vaisselle. Vous arrivez au travail, recevez immédiatement un sexto de votre moitié (qui est restée paresser au lit et adore vous torturer en réunion). Après lui avoir répondu par une photo pas piquée des hannetons prise dans les toilettes de la Cogip, vous échangez quelques images olé-olé avec les collègues, ça met tout le monde de bonne humeur. Vous n'oubliez pas l'émoji aubergine. Ah ! votre patronne passe dans les allées, vous changez précipitamment d'onglet – une vraie MILF, celle-là, autoritaire comme on les aime #mature #sexyboss #dominatrix.

Pendant la pause-cigarette, peut-être flânerez-vous carrément sur des plates-formes X. Juste pour prendre le pouls des dernières tendances. Si les autres gaspillent leur temps, pourquoi pas vous ? Ce rapport comptable

Le X est notre paysage. Son imagerie nous a contaminés. Nous ne le remarquons même plus.

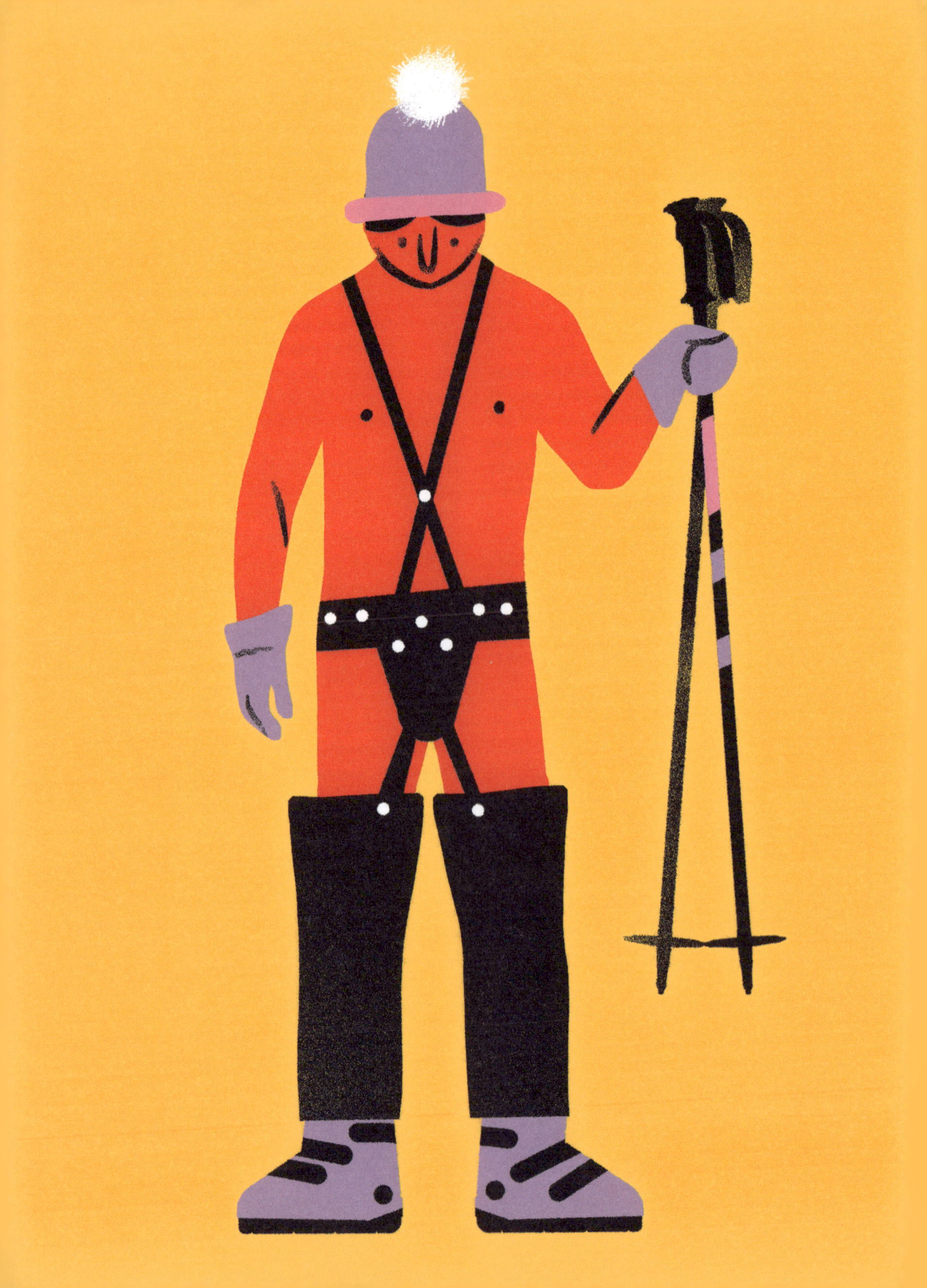

est assommant, « comme c'est aussi la tendance, curieusement, pour l'absorption de certains stupéfiants telle la cocaïne, l'immersion dans les pornoscapes se produit en général entre 9 et 17 heures, occupant et distordant donc le temps jadis contrôlé au travail[2] ».

Nous sommes en plein jour, votre regard flotte, vous n'êtes pas productif. Autrefois, la sexualité appartenait à la nuit, s'en rappelle-t-on encore ? Pas vraiment. Vous reprenez le métro, le corps musclé-tatoué d'un footballeur vous vend des slips moulants.

Vous rentrez juste à temps pour votre série télé : *Masters of Sex*, *Californication* ou, tout simplement, *Game of Thrones* et son défilé de courbes voluptueuses ? Vous n'avez pas encore dit bonsoir à votre partenaire que vous avez déjà croisé des centaines, voire des milliers d'images porno-érotiques... sans qu'on sache bien si au moment de passer à l'action, cette accumulation vous surmotive ou vous démotive. Peut-être reste-t-il un vieil épisode de *Marseille* à regarder (citation : « Vous ne trouvez pas ça bizarre qu'on se touche le zob en parlant de Picasso ? »).

Vous êtes cerné

À moins, bien sûr, que vous préfériez les arts plus snobs, auquel cas vous serez ravi d'apprendre la publication de cent vingt et un dessins cachés de Rodin[3], qui représentent des femmes en pleine masturbation. Côté lecture sans images, on vous a offert *Très intime*, de Solange[4], qui compile des témoignages de femmes face à leur désir – un désir qui sous-tend justement la thématique d'une rediff de France Culture, « psychologie de la séduction »... Sinon, il reste France Inter et son émission sur « le sexe au futur ».

Au moment de tomber la chemise, #kamasutra, vous êtes pris d'un ultime doute : pour les femmes, suis-je correctement épilée, c'est-à-dire intégralement ? Dans le pire des cas, on file débroussailler. Et pour les hommes : vais-je assurer tel Rocco sous perfusion de testostérone ? Dans le pire des cas, on file avaler une pilule bleue.

Alors voilà : du matin au soir, le porno-érotisme vous a accompagné. Il y a vingt ans, nous parlions de porno-chic, aujourd'hui le chic est tombé. Nous habitons plusieurs couches simultanées de stimulation, mêlant l'élitiste et le vulgaire, la haute culture et *La Ferme des célébrités*. De manière à la fois logique et paradoxale, cet envahissement des codes du X les rend invisibles. Ils sont comme l'air qu'on respire. Ils nous conditionnent. Même si vous n'êtes pas (toujours) une pornstar qui s'ignore, vous êtes forcément consommateur et souvent diffuseur – voyeur au strict minimum.

Ce n'est pas vous qui êtes porno, c'est le monde. Et vous n'échapperez pas à la saturation en vous retranchant du monde : au parc, la saison des amours commence à peine. Puisque je vous dis que vous êtes cerné.

Nous habitons plusieurs couches simultanées de stimulation, mêlant l'élitiste et le vulgaire, la haute culture et La Ferme des célébrités.

1 Claudia Attimonelli et Vincenzo Susca, *Pornoculture. Voyage au bout de la chair*, Liber, 2017, p. 122.
2 *Ibid.*, p. 122
3 Nadine Lheni (dir.), *Rodin. Son musée secret*, Albin Michel/Musée Rodin, 2017.
4 Payot, 2017.

IV

NOS IDÉAUX

Publié le 28 avril 2019

Le désir sexuel peut-il se passer de trans-gression ?

NOUS L'AVONS beaucoup entendu lors des débuts du mouvement #metoo, nous l'entendons encore : sans transgression, pas de plaisir authentique. Sans coup de pression, pas de frisson. De fait, l'exigence de consentement nous met des bâtons dans les roues : elle nous empêche d'avoir tout ce qu'on veut, tout de suite. Cette défiance se traduit par une érotisation illimitée des asymétries de pouvoir : le maître et l'élève, l'adulte et l'adolescent, la secrétaire et le patron, la domina et le soumis, la belle-mère et le beau-fils, mais aussi le valide et l'invalide, le Blanc et le non-Blanc, le riche et le pauvre, etc.

Avec pour résultat des ambivalences perturbantes : quand les rapports de pouvoir sont exercés dans l'entreprise, ça s'appelle du harcèlement ; quand ils passent à la télé, ça s'appelle un fantasme. Quand la liberté sexuelle est menacée, nous hurlons au scandale. Quand nous rêvons de contrainte sexuelle, nous crions de plaisir.

Pour surmonter le fossé grandissant entre nos désirs et nos valeurs, nous prétendons que les sphères du politique et de l'imaginaire sont étanches, que nos chambres à coucher sont équipées de portes blindées, et que les fantasmes n'ont pas de conséquences. Sauf que c'est faux. Les fantasmes produisent des représentations culturelles qui rendent désirables les conditions de l'abus (typiquement, James Bond embrassant de force ses conquêtes).

L'art de la négociation

Face à ces ambivalences, face à la culpabilité qu'elles provoquent, on aimerait jeter l'éponge, comme l'évoque la romancière Claire Richard : « On est vraiment obligés de tout politiser ? On ne décide pas de ce qui nous excite comme on décide de ce qu'on met sur un tract[1]. »

Et pourtant. Dans *Libération*, le penseur Paul Preciado pose la question d'un érotisme égalitaire. Son programme est réjouissant, ambitieux, limpide : « Il faut modifier le désir. Il faut apprendre à désirer la liberté sexuelle. [...] Il n'y a pas de sexualité sans ombres. Mais il n'est pas nécessaire que l'ombre (l'inégalité et la violence) prédomine et détermine toute la sexualité[2]. »

En l'occurrence, l'érotisation de la domination ne constitue pas une fatalité. Nous ne sommes pas génétiquement condamnés à vouloir être importunées (pour les unes) ou à abuser (pour les autres). Première étape pour sortir de notre érotique de la transgression : renoncer à l'assimilation entre jeux de pouvoir et tension sexuelle. De toute manière, si quelqu'un gagne ou que les rôles sont préétablis, alors par définition, il n'y a plus de tension. La négociation, bien plus dynamique, permet de prolonger l'incertitude, de la voir constamment et délicieusement remise en jeu. Si James Bond ne savait pas jusqu'où il pouvait aller, la scène comporterait plus de suspense.

Savoir sexuel

La négociation permet en outre de remettre le langage au cœur du jeu sexuel, au contraire d'une domination qui codifie les interactions (commander, supplier), qui outrepasse les mots (sauf les *safe words*, ces « mots-limites » sécurisant les

Quand la liberté sexuelle est menacée, nous hurlons au scandale. Quand nous rêvons de contrainte sexuelle, nous crions de plaisir.

Obtenir une permission explicite permet d'étendre le champ de la zone blanche, plutôt que de naviguer à vue dans la zone grise en priant pour que « ça passe ».

interactions BDSM, bondage, domination, sadomasochisme), ou qui s'en débarrasse carrément (on prend sans demander). Faire sans langage est une facilité. Or si nous pouvions nommer le sexe, dire ce qui nous fait envie, précisément, sans peur du jugement, alors nous n'aurions pas besoin de passe-droits : nous pourrions nous donner ces droits. Les permissions seraient offertes et non arrachées (ou ritualisées). Par ailleurs, obtenir une permission explicite permet d'étendre le champ de la zone blanche, plutôt que de naviguer à vue dans la zone grise en priant pour que « ça passe » (surtout que « ça » ne passe pas toujours).

Par ailleurs, la mise en lumière d'érotismes égalitaires permettrait de responsabiliser les deux partenaires, plutôt qu'un seul. Ce qui rend les deux partenaires compétents, plutôt qu'un seul (hop !, double dose de plaisir). Dans les fantasmes de pygmalions, d'initiatrices, de maîtres dominateurs, de Noirs à gros pénis, de femmes matures ou même de lolitas perverses, le savoir sexuel est dirigé dans une seule direction. Il se passe donc moins de choses.

Ensuite, l'égalité nous émancipe sexuellement en nous débarrassant des réflexes de genre, qui induisent certains rôles, certaines pratiques et certaines limites, avec des pôles actifs ou passifs figés. Pour rappel, la réalité biologique n'induit aucune levrette sur botte de foin. Notre anatomie autorise une femme à faire jouir un homme en lui caressant la prostate avec ses doigts, elle permet de mettre un pénis dans la bouche d'un ou une partenaire, elle permet aussi de jouir avec des objets : si nous y prenons du plaisir, c'est bien que la « nature » se fiche pas mal des hiérarchies.

Caresses plutôt que morsures

Enfin, une érotique égalitaire permettrait de cesser d'associer de manière désinvolte le sexe et les émotions désagréables, association qui propage l'insupportable cliché voulant que le sexe soit meilleur quand il fait mal, quand il humilie, quand il contraint ou quand il nous fiche la trouille (le sexe est meilleur quand il est meilleur : le sexe n'est pas une pizza sur laquelle il faudrait mettre de la sauce piquante). Nous pourrions alors redécouvrir les formes de plaisir que nous avons tendance à oublier : caresses plutôt que morsures, confort plutôt que cordes et bandeaux, massages plutôt que coups, sexualité non pénétrative plutôt qu'obsession pour les orifices, glissade plutôt que frictions, confidences plutôt que rétention d'informations, etc.

Le dépassement des vieux fantasmes nous ferait en outre retomber sur nos bases éthiques : la complémentarité, au lieu de se jouer sur des questions anatomiques pénis/vagin, ou des questions symboliques pénétrant/pénétrée, deviendrait de compétences et de fantasmes. Auquel cas il ne serait plus grave de bander mou ou d'avoir tels ou tels organes génitaux. Nous pourrions utiliser notre énergie à des choses plus intéressantes que se demander qui est en dessous, qui fait l'homme, ou qui a la plus grosse.

Nous récupérerions au passage notre idéal de fusion sexuelle : quand la sexualité est inégalitaire, on ne fusionne pas grand-chose, parce que les gagnants et les perdants ne se mélangent pas.

Dans ce monde-là, vous ne connaîtriez pas le scénario du prochain James Bond. Peut-être Daniel Craig coucherait-il avec l'ennemi. Peut-être se prélasserait-il nu en Polynésie pendant que les girls feraient le boulot. Peut-être trouverait-il l'amour avec un cyborg. Les salles obscures nous surprendraient à nouveau : dans les cinémas, comme à la maison.

Peut-être Daniel Craig coucherait-il avec l'ennemi. Peut-être se prélasserait-il nu en Polynésie pendant que les girls feraient le boulot.

1 Claire Richard, *Les Chemins du désir*, Seuil, 2019 (à écouter également sur www.arteradio.com/serie/les_chemins_de_desir).

2 Paul P. Preciado, « Lettre d'un homme trans à l'ancien régime sexuel », liberation.fr, 16 janvier 2018 (www.liberation.fr/debats/2018/01/16/lettre-d-un-homme-trans-a-l-ancien-regime-sexuel_1622879).

Publié le 27 janvier 2019

L'homme est un objet érotique comme les autres

Le corps des hommes existe-t-il ? Quand on entend certains d'entre eux exiger des femmes l'impossible (mettons, la jeunesse éternelle), sans s'interroger une seconde sur leur propre vieillissement ou sur leur propre apparence, on est en droit de se poser la question. Quand on en entend d'autres se plaindre d'une libido féminine défaillante, sans rien faire pour la stimuler, on croit rêver : le désir féminin serait-il si cérébral, si mystérieux, qu'il ferait abstraction de pectoraux en acier ? À d'autres.

D'ailleurs, si nous décollons le nez un instant des polémiques du moment, il devient impossible de nier le timide essor d'une corporéité masculine. Par exemple, les hommes ont des complexes. Selon des études de NBC News portant sur plus de cent mille hommes hétérosexuels, 5 % évitaient les rapports sexuels par honte de leur apparence, 5 % avaient du mal à se déshabiller devant l'autre, 14 % rentraient le ventre pendant l'amour, et 4 % cachaient leurs parties génitales (note pratique : il est temps de bander les yeux de vos compagnes et compagnons). Les quatre mille homosexuels interrogés rapportaient des chiffres encore plus élevés : 20 % esquivaient le sexe parce qu'ils se trouvaient moches, et 28 % rentraient le ventre.

Si les deux tiers des hommes hétérosexuels ont tenté de s'embellir par le régime, l'exercice ou la chirurgie, si 22 % d'entre eux se sentent mis sous pression par les médias… c'est bien qu'un certain message est passé : la beauté compte. Et son royaume s'étend bien au-delà de l'aspect purement sexuel[1].

Si vous voulez être désiré, soyez désirable

En ce qui concerne l'accès au plaisir sexuel, les bénéfices d'une belle allure sont indéniables. Nous ne sommes pas encore « sapiosexuels » (attirés uniquement par le cerveau de nos partenaires). Nous ne pouvons pas encore réellement faire l'amour à travers des avatars informatiques. Au risque de contrarier les purs esprits : le rapport charnel implique la présence de chair. Qui sera observée, jugée certainement, et appréciée si tout se passe bien. Pour le dire clairement : si vous voulez être désiré, soyez désirable. Si vous ne voulez pas être désirable, contentez-vous de la masturbation.

Au regard de cette équation pourtant basique, la passivité masculine surprend. C'est comme si nous redécouvrions le sujet tous les cinq ans : ah ! mince, les femmes ont des yeux ! Les tendances se suivent, se ressemblent plus ou moins, et disparaissent dans une indifférence paresseuse : qui se souvient encore des métrosexuels, lumbersexuels et autres spornosexuels surgonflés ?

Les arguments avancés pour refuser de s'embellir sont nombreux et d'une mauvaise foi épatante. Si vous le permettez, je vais les réduire en pièces à la hache. Tout d'abord, le stéréotype des femmes « non visuelles » est invalidé par les tests d'imagerie cérébrale depuis Mathusalem. Si les hommes veulent continuer de croire que leur apparence n'intéresse pas les femmes, ils se plantent le doigt dans l'œil – ou plutôt dans l'œil des femmes (et c'est de la maltraitance). Dans les années 1980, on pouvait encore s'en tirer avec l'argument Gainsbourg.

Si vous voulez être désiré, soyez désirable. Si vous ne voulez pas être désirable, contentez-vous de la masturbation.

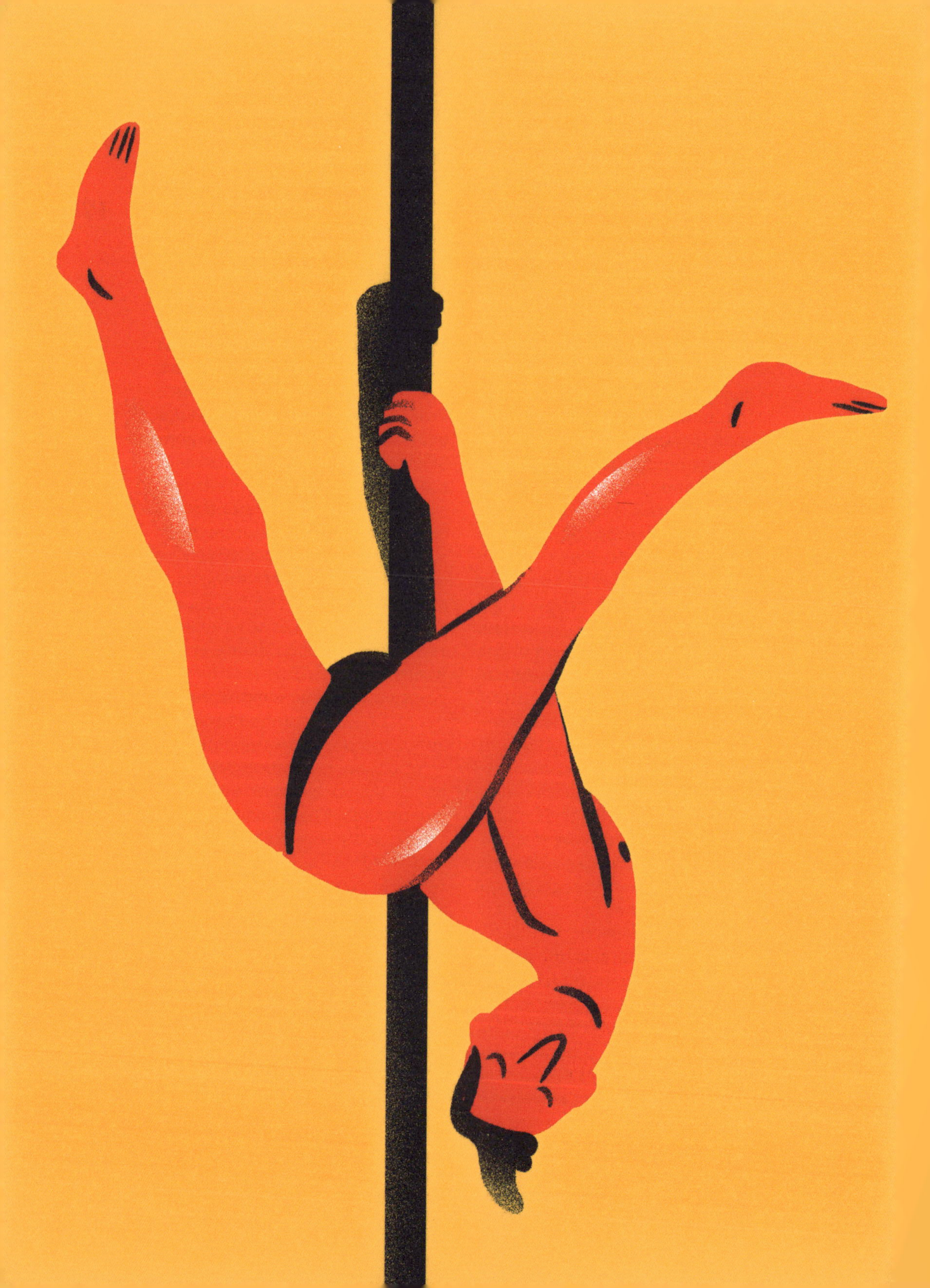

Plus aujourd'hui. Par ailleurs, si vous êtes Gainsbourg, faites signe.

Deuxième point : toute esthétisation constituerait une féminisation. Déjà, en 1669, un poète anonyme se moquait d'un homme de cour qui, « métamorphosant et son corps et son âme, pour devenir un bel homme, il est devenu une femme[2] ». Cet argument fonctionnerait si la beauté était excluante : plus précisément, si la beauté des femmes prenait la place de celle des hommes (car comme chacun sait, la beauté surgirait en quantité limitée, avec des quotas). Ce postulat absurde se double d'un mépris des préoccupations féminines : se comporter comme une femme, comme chacun sait, c'est la honte.

Solidarité masculine

Ce qui nous amène au troisième point : l'homme concerné par l'existence, mettons, des peignes, est un bellâtre stupide. Il serait un traître à son genre. Une certaine solidarité masculine pose le calcul suivant : si aucun homme ne s'embellit, alors, idéalement, l'accès à la sexualité est égalitaire et s'opère au mérite (intellectuel bien sûr).

S'embellir constituerait une forme de triche – et non, comme on pourrait l'imaginer, une forme de compensation face aux inégalités de naissance (la vraie triche restant évidemment la loterie génétique qui nous fait beaux, médiocres ou laids, et qu'une maîtrise des codes esthétiques permet justement de subvertir). Pour éviter cette forme de compétition, les hommes traditionnels intimident les esthètes. Le courage le plus élémentaire consisterait à refuser cette intimidation.

Quatrième point, nous manquerions de repères culturels clairs. J'admets que la transmission père-fils se limite souvent à ne pas s'entailler la jugulaire au premier poil poussant sous le menton. Cependant, les magazines masculins et autres coachs en séduction sont de très bon conseil sur ce plan-là. S'intéresser à ce que racontent ces experts vaut mieux que demander aux femmes (comme c'est généralement le cas) « ce qu'on doit faire ». Les femmes ne demandent pas constamment aux hommes comment s'embellir : leurs compétences appartiennent à une culture, dont elles sont responsables et qu'elles font constamment évoluer.

Cinquième argument, les canons de beauté actuels seraient inatteignables. De fait, le corps hollywoodien stéroïdé est désormais officiellement hors de portée des mortels… mais aussi de ceux qui en arborent les scintillants atours (les stars elles-mêmes sont les premières à dire que l'entraînement pour incarner James Bond ou Captain Ouzbek n'est pas gérable sur le long terme). Cet argument tiendrait dans un univers parallèle où la beauté demandée aux hommes serait « parfaite, sinon rien ». Mais personne ne demande aux hommes d'être parfaits. Seulement de faire des efforts – et, s'ils refusent d'en faire, d'éviter de se plaindre.

Le canon existe

Enfin, la beauté masculine n'existerait pas. Dans ce paradigme, le désir n'est possible que parce que le masculin et le féminin sont différents, voire opposés – prenez ça dans les dents, les LGBTQ (lesbiennes,

Si aucun homme ne s'embellit, alors, idéalement, l'accès à la sexualité est égalitaire et s'opère au mérite (intellectuel bien sûr).

Nous ne parlons pas ici d'une délicieuse innocence masculine, mais de paresse, d'arrogance et de mépris pour le désir des femmes.

gays, bisexuels, trans, queer) : si les femmes sont belles (une généralisation pour le moins curieuse), alors les hommes ne peuvent pas l'être. À ceux qui pensent que la beauté aurait un genre, rappelons donc que les athlètes grecs concouraient nus, et qu'on organisait à l'époque des concours de beauté masculine, de virilité et de prestance, à la fois pour les enfants, les adolescents, les adultes et les vieillards[3]. Plus près de nous, les hommes en France ont porté draperies, robes, maquillage, perruques, cheveux longs et talons pendant des siècles.

Oh ! et bien évidemment, vous ne vous en tirerez pas en prétendant que la beauté est « dans l'œil de celui qui regarde » ou « pas quantifiable » : de multiples études ont montré que, lorsqu'il s'agit de reconnaître les visages les plus attirants, nous sommes remarquablement cohérents. Non seulement le canon existe, mais il nous met d'accord.

L'autre chose qui nous met d'accord, aujourd'hui, c'est que les femmes en ont marre d'être culpabilisées pour leur prétendu manque de désir, sans que les hommes (d'accord, certains hommes) s'interrogent sur leur responsabilité personnelle. Nous ne parlons pas ici d'une délicieuse innocence masculine, mais de paresse, d'arrogance et de mépris pour le désir des femmes. Envie de plaisirs charnels ? Remplaçons le déni du corps par le corps du délice.

1 L'essai incontournable sur la question s'intitule *Le Poids des apparences*, de Jean-François Amadieu, paru aux éditions Odile Jacob en 2002.

2 Cité in Francis Dupuis-Déri, *La Crise de la masculinité. Autopsie d'un mythe tenace*, Éditions du remue-ménage, 2017.

3 Voir Florence Gherchanoc, *Concours de beauté et beautés du corps en Grèce ancienne. Discours et pratiques*, Ausonius, 2016.

Éros

Sur la couverture de l'édition 2019 du calendrier des « Dieux du stade », le rugbyman Clément Daguin pose en Éros. Poupin aux pectoraux surgonflés, encadré d'ailes majestueuses, il semble prêt à nous transpercer de ses flèches. Viennent ensuite Priape, Zeus, Atlas et autres Poséidon : au panthéon des plastiques impeccables, la mythologie grecque donne l'embarras du choix.

Pourquoi commencer par Éros ? Parce qu'il est, effectivement, l'une des cinq divinités primordiales. Issu de Chaos, il incarne l'amour et la puissance créatrice. Du moins au départ. Car son royaume s'est modifié au fil des avancées de la philosophie – ainsi l'Éros de Platon n'est pas l'Éros chrétien, augustinien ou freudien. Même chose dans les représentations picturales : androgyne au départ, il se transforme en jeune éphèbe, en enfant, en ange.

Épousant l'air du temps, Éros se métamorphose. De nos jours, nous parlons volontiers d'« érotisme », une catégorie tendance, gage de bon goût, constamment opposée à une pornographie devenue infréquentable. Recherche élitiste d'excitation contre gros sabots explicites : la hiérarchie est installée, on ne mélange pas les torchons et les serviettes. Sauf que… cette définition trahit la mythologie grecque. L'Éros des origines n'est en effet pas le dieu du désir : c'est son frère jumeau, Himéros, le héraut des plaisirs charnels. Un Himéros rayé de la carte des divinités par l'avènement des monothéismes. Cette confusion en dit long sur notre sexualisation de l'amour. Ou sur notre besoin de justifier romantiquement nos élans sexuels !

En tout cas, vous pourrez désormais briller auprès de votre libraire : « Pourrais-je avoir le calendrier himérotique du rugby, celui avec le blondinet sexy en couverture ? »

Publié le 1er avril 2018

Déconstruire le masochisme féminin

QUITTE À CREUSER au cœur de notre plus déconcertante intimité, entamons tout de suite les hostilités : entre deux débats sur le caractère naturel du masochisme féminin (situé, pour rappel, entre le gène du mascara et le chromosome de l'aspirateur), où est passé le masochisme masculin fondamental ? Ce masochisme tellement omniprésent qu'on oublie de le mentionner, et parfois de le penser.

Comparons pour preuve l'apprentissage des identités de genre : une jeune femme grandit en acceptant certaines douleurs (les règles, le premier rapport conçu comme inévitablement pénible), mais aussi beaucoup de petits plaisirs (narcissisme, massages, rêveries romantiques, paresse, pâtisseries colorées...).

Le jeune homme, pendant ce temps, est dressé à réprimer ses sentiments, à tolérer les humiliations et, souvent, les coups. Il apprenait pendant son service militaire à obéir aux autorités les plus arbitraires, à récurer les toilettes à la brosse à dents, à enchaîner les pompes sous un torrent d'insultes – mieux encore, il apprenait à aimer ça, à y trouver une glorification de sa personne.

On retrouve la version contemporaine de ce masochisme masculin dans votre classe de sixième la plus proche, mais aussi chez ceux qui se tuent au boulot ou qui soupirent sous des haltères avant de s'exploser la tête à coups de rhum-Coca en discothèque. Être un homme fait mal, sinon comment prouver son courage ?

« C'est pas possible, je dois aimer ça... »

Au lit, bien sûr, pas question de masochisme masculin ! Du plaisir, rien que du plaisir, et sans les dents, mademoiselle (du moins publiquement) ! Que les choses soient claires : seules les femmes apprécient la douleur.

Commençons donc par une remarque simple : à qui profite une telle affirmation ? Réponse : à ceux qui font mal – volontairement ou par incompétence. Il convient alors, quand un spécialiste vient présenter le masochisme féminin comme une évidence, de se demander si son intérêt est purement intellectuel. Car une femme qui aime souffrir dispense son partenaire de toutes ces assommantes obligations tellement réactionnaires que sont : l'attention au consentement de l'autre, le soin, le réconfort, la communication, l'ajustement des techniques sexuelles employées et, pire encore, la remise en question de soi-même (pouah !).

Les femmes en prennent conscience très tôt : se revendiquer comme « un peu » masochiste fait grimper sur l'échelle de désirabilité. Pour le dire vulgairement, une femme maso est moins chiante. Elle demande moins d'entretien. Elle n'embête personne avec ses attentes et ses nerfs. Elle va serrer les dents pendant un rapport anal mal fichu. D'où une culture féminine qui flirte avec les *bad boys* (ceux qui donnent du poing) et qui favorise la transmission des clichés, par exemple par des plaisanteries douces-amères : « C'est pas possible, je dois aimer ça... »

S'il est un exemple archi-emblématique de cette tension, on le retrouve dans le succès de la franchise « Cinquante nuances de Grey », écrit par une femme et lu principalement par des femmes.

Une femme maso est moins chiante. Elle demande moins d'entretien. Elle n'embête personne avec ses attentes et ses nerfs.

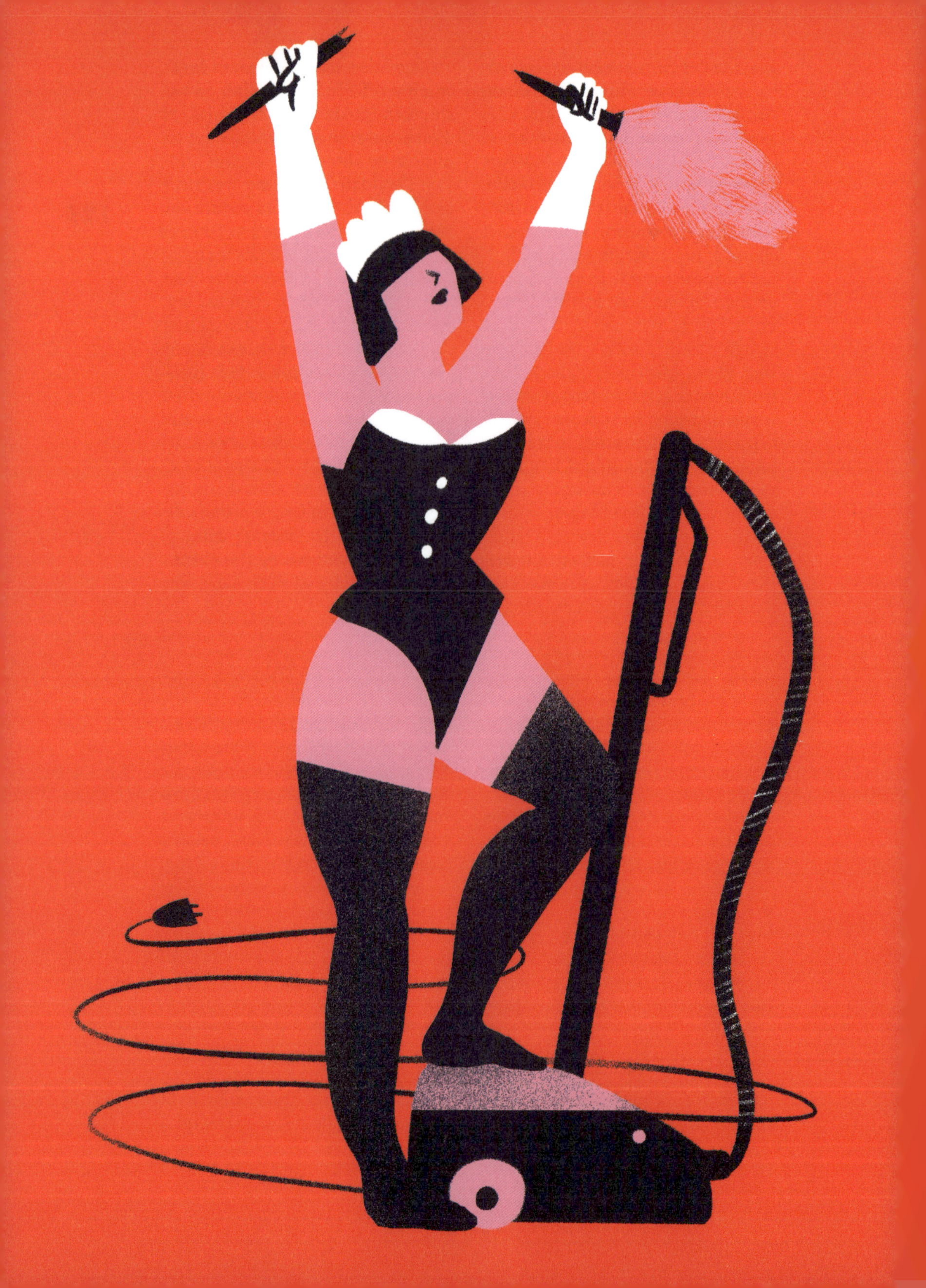

Dans un article passionnant, la journaliste Lili Loofbourow est revenue sur les contradictions des amantes modernes[1] : comment justifier en plein rebond féministe les douleurs et les ennuis de la sexualité banale, tout en se revendiquant femme libérée ? Non seulement il faudrait s'accepter comme victime mais, dans le même mouvement, faire de l'autre un monstre qui nous blesse.

Un allié de choix dans le capitalisme

En revanche, si le partenaire a conscience de notre douleur et qu'il la sublime en jeu érotique, la dissonance cognitive s'efface. On peut garder sa sexualité sans la renégocier, sans créer de tensions amoureuses, sans prendre le risque d'être quittée, et sans se mépriser soi-même pour avoir abandonné ses principes. Notre fierté se retourne contre nous. Pour citer Lili Loofbourow, « vous devez affirmer que vous voulez (cette douleur), pour ne pas être jugée parce que vous l'acceptez ».

(Petite remarque : vous n'avez évidemment pas à l'accepter. L'autre issue consiste à recomposer sa sexualité, ce qui n'est possible qu'avec des partenaires bienveillants et des compétences sexuelles – deux éléments que notre culture ne garantit pas.)

Revenons maintenant aux sources de ce masochisme féminin. Les monothéismes ont posé de solides fondations, évidemment. Freud l'a théorisé, certes. Mais le « ravissement » des femmes était érotisé bien avant l'émergence de la psychanalyse. En outre, ce masochisme a trouvé un allié de choix dans le capitalisme.

Comme le notent Barbara Ehrenreich et Deirdre English, nous sommes passés d'une féminité (et d'une maternité) sacrificielle à un monde de surconsommation utilisant l'hédonisme comme argument commercial[2]. Comment vendre aux femmes des objets liés à la beauté, à la séduction, aux joies de la sexualité, tout en conservant cette base culturelle ? Comment concilier une identité de souffrance et la recherche du plaisir ? Eh bien en martelant que la souffrance est agréable (pensez à vos « moments-détente » d'arrachement des poils pubiens, aux « délices » du chou-fleur bouilli, au « confort » des talons hauts).

Au cas où cela ne suffirait pas, les experts autoproclamés ne se sont pas contentés d'affirmer que les femmes aiment que ça fasse mal : ils ont ajouté qu'elles en avaient besoin (certains de ces experts sont encore en activité et publient encore des livres).

Un remarquable tour de passe-passe

Outre l'aspect parfaitement irresponsable et cruel de telles assertions, le masochisme féminin encourage l'idée que les femmes sont folles (mystérieuses, hystériques) – un autre cliché vivace. La prétendue évidence d'une pathologie mentale congénitale sape les fondements de l'émancipation féminine : si nous sommes folles, pourquoi prendre nos revendications au sérieux ?

Par un tour de passe-passe remarquable, les femmes contestant la féminité sacrificielle sont également traitées de folles – par les antiféministes en manque d'arguments,

La souffrance est agréable (pensez à vos « moments-détente » d'arrachement des poils pubiens, aux « délices » du chou-fleur bouilli, au « confort » des talons hauts).

mais aussi par les psys les plus rétrogrades, qui voient dans cette révolte une tentative d'appropriation des caractères masculins. Résumons : une vraie femme est folle (du moins ses choix sexuels révèlent une structure paradoxale et illogique), mais une femme qui renonce à cette sexualité irrationnelle est elle aussi irrationnelle. Pratique, non ?

On pourrait en rire si cette question n'entraînait aucune conséquence directe sur notre quotidien. Malheureusement, la culture du viol se nourrit de l'idée que les femmes « finissent par aimer ça ». Cette semaine, alors que *L'Équipe* faisait sa « une » sur l'ex-compagne battue d'un footballeur, on pouvait lire dans les commentaires Twitter les moqueries d'internautes accusant la victime d'être restée malgré les coups. Sous-entendu : soit cette femme aimait l'argent plus que sa sécurité, soit elle aimait être frappée.

Le fait est que le recours aux fantasmes masochistes, chez certaines femmes (pas toutes), constitue un choix rationnel face à une culture qui traite la douleur féminine avec indifférence (« Tu enfanteras dans la douleur, et puis ce sera pareil pour tes menstruations et les pénétrations, pense à faire le ménage, bon courage, bisou ») – une culture qui encourage et propage les pires clichés, par paresse intellectuelle, par cynisme, et par un sexisme qui ne prend même pas la peine de se cacher. Si les femmes doivent être masochistes, c'est pour que les hommes puissent se satisfaire. Combien de temps encore ?

Une culture qui encourage et propage les pires clichés, par paresse intellectuelle, par cynisme, et par un sexisme qui ne prend même pas la peine de se cacher.

1 Lili Loofbourow, « *Fifty Shades* and the secret compromises of women », *The Week*, 20 février 2018 (https://theweek.com/articles/754626/fifty-shades-secret-compromises-women).

2 Barbara Ehrenreich et Deirdre English, *For Her Own Good. Two Centuries of the Experts Advice to Women*, Anchor Books, 2e éd., 2005.

Publié le 9 juin 2019

Sexualité : pour en finir avec la norme actif/passif

> *Selon sa sensibilité, on peut percevoir la pénétration comme celle d'un organe de treize centimètres ou d'une personne de un mètre quatre-vingt-trois.*

Actifs, passifs : comment se fait-il que notre vocabulaire sexuel ressemble à celui de la finance ? Comment se fait-il que « recevoir » implique une passivité, alors même qu'à l'école on demande aux apprenants de recevoir activement le savoir dispensé par leurs professeurs ? « Faisons l'amour », synonyme de « je vais te faire l'amour », c'est bizarre, non ?

Bon. Au risque de démolir quelques millénaires de vision phallocentrée de la sexualité : pénétrer un/e partenaire n'est pas une position plus active que recevoir dans son corps un pénis (ou un doigt, ou un sextoy, ou une banane plantain).

En l'occurrence, la « réceptivité » ne manque pas de complexité. Selon sa sensibilité, on peut percevoir la pénétration comme celle d'un organe de treize centimètres ou d'une personne de un mètre quatre-vingt-trois. Qu'est-ce qui entre en nous, précisément ? Des corps caverneux recouverts d'une membrane de latex, des sentiments, de la routine, une possible grossesse ? Perçoit-on la pénétration comme quelque chose qui va « rester » (« la semence est un déchet qui souille à tout jamais ses destinataires ») ou comme un état purement transitoire (« si on appelle ça des va-et-vient, c'est que ça s'en va ») ?

La personne réceptrice reconnaît et gère ses signes d'excitation et de lubrification (le plus souvent, c'est elle qui s'occupe du lubrifiant). Si cette personne est une femme, elle est généralement en charge de la contraception. Pendant la phase d'intromission, il/elle maîtrise ses muscles vaginaux ou rectaux. Pendant la pénétration, il/elle peut modifier sa position pour limiter ou augmenter la profondeur des mouvements, il/elle utilise des techniques pour faciliter le plaisir (en se masturbant, en alignant son clitoris sur la base du pénis, etc.). Avec un périnée fonctionnel, on peut accélérer ou décélérer les orgasmes.

Cette personne « passive » maîtrise ses fantasmes, sa concentration, son éventuelle simulation. Elle verbalise, suggère et communique. Elle participe aux baisers, caresses, stimulations des zones érogènes primaires ou secondaires, sur son corps ou le corps de ses partenaires… oh ! et bien sûr, il/elle règle le niveau de vibration de son sextoy !

Ces compétences sont nombreuses, cruciales… et complètement zappées par l'imaginaire collectif. On les reconnaît seulement dans le cas de pratiques perçues comme extrêmes : la gorge profonde et le *fist-fucking*. Même dans le cas d'une pratique statistiquement douloureuse comme la sodomie hétérosexuelle (72 % des femmes ont mal[1]), on persiste à mettre l'homme aux responsabilités… tandis qu'aux femmes, on conseille de « se détendre » (avec des conseils pareils, on n'a pas besoin d'ennemis).

« Lâcher prise », conseil couteau suisse

En l'occurrence, recevoir une sodomie exige au moins autant de connaissances que la dispenser – sans même parler de l'importance de l'auto-exploration et de l'expérience. Outre la combinaison avec une stimulation clitoridienne (ça excite, ça distrait), la musculature entre en jeu. Le sphincter anal externe peut se contrôler : outre se détendre et se crisper, nous pouvons pousser pour faciliter une pénétration (le lien avec la défécation nous empêche d'en parler avec simplicité – pourtant, de même que nos mains peuvent jouer du piano et arroser un ficus, la zone anale est multitâche).

(Soit dit en passant, ce conseil consistant à « lâcher prise » fait office de couteau suisse pour disqualifier les problèmes des femmes. Qu'on parle de rapports vaginaux, de charge mentale ou d'anorgasmie : quand on vous demande de penser « moins », mieux vaut y réfléchir à deux fois.)

Bien sûr, pénétrer avec un pénis demande également des compétences (obtenir et maintenir une érection, percevoir quelle intensité et quelle profondeur sont souhaitables, poser un préservatif, se retirer avec élégance, etc.). Mais posséder un pénis ou une banane plantain ne demande pas *plus* de savoirs, ces organes ne sont pas *plus* complexes, la responsabilité sexuelle ne vous échoit pas *naturellement* (quoique, dans le cas de la banane plantain, des savoirs sur la cuisine créole puissent se révéler utiles).

Prétendre que certaines personnes seraient passives n'est qu'un moyen (grossier) de s'arroger le droit à disposer de leur corps. Nous sommes au troisième millénaire. Ça n'est pas acceptable.

Il est plus que temps d'établir une cohérence entre nos actions, notre vocabulaire et notre système de représentations : le simple fait que nous parlions de « partenaires » implique une coopération. Tant mieux, parce que c'est exactement de cette manière que nous pourrons proposer une alternative aux rapports de domination qui constituent le socle de notre culture sexuelle (toute pénétration ne constitue pas une domination : c'est un pénis, pas un marteau, encore moins une férule papale).

Si la coopération remplaçait le schéma pénétrant/pénétré, dominant/dominé, actif/passif, deux des frustrations les plus couramment répandues chez les hommes s'effaceraient : les partenaires inertes qualifiées d'« étoiles de mer », et le sentiment de devoir systématiquement prendre l'initiative (sentiment justifié puisque, effectivement, 44 % des femmes ne prennent que rarement, ou jamais, l'initiative des rapports sexuels[2]).

En outre, en disposant d'un système mental leur permettant de développer leurs compétences, les personnes « réceptrices » amélioreraient leur expérience du sexe. Car si les prétendues passives (et prétendus passifs) se voyaient reconnaître le contrôle qu'elles/ils exercent sur leur réceptivité sexuelle, alors elles/ils auraient les moyens de rendre les rapports moins douloureux. Et ce n'est pas une mince affaire, quand on sait que 30 % des femmes ont eu mal pendant leur dernier rapport vaginal[3].

« Partage de compétences »

Bien sûr, les problèmes médicaux existent, les partenaires brutaux existent. Il n'est pas question d'accabler les personnes en souffrance à coups de résilience bon marché (« il suffit de traverser la rue pour trouver un job, et de maîtriser son périnée pour supporter un amant

Il suffit de traverser la rue pour trouver un job, et de maîtriser son périnée pour supporter un amant bourrin.

bourrin »). Mais quoi qu'en disent les partisans de l'*omertà* sexuelle, la transmission de connaissances et le sentiment d'avoir prise sur son environnement ne peuvent pas faire de mal (jamais).

Et, surtout, psychologiquement, ce « partage de compétences » change tout. En tant que femme, l'assignation à la passivité est incompatible avec mon caractère, ma dignité et, évidemment, ma libido. À quoi bon s'investir dans sa vie sexuelle, si c'est pour être reléguée au second rôle ? Si notre vocabulaire me coupe de ma créativité, de mon émancipation, de ma participation ? (Les étoiles de mer épanouies ont toute ma bienveillance mais, personnellement, je préfère me percevoir comme un barracuda ou un grand requin blanc.)

Soyons donc clairs comme de l'eau de mer. Il n'existe que deux situations où une personne peut être qualifiée de passive : quand cette personne est inconsciente ou quand elle est morte. Vous remarquerez que dans un cas comme dans l'autre, la qualification de « partenaire » devient aberrante. La passivité n'est pas une question d'anatomie : tout partenariat étant par définition actif, la passivité sexuelle n'existe pas.

Les étoiles de mer épanouies ont toute ma bienveillance mais, personnellement, je préfère me percevoir comme un barracuda ou un grand requin blanc.

1 Voir Debby Herbenick, Vanessa Schick, Stephanie A. Sanders, Michael Reece et J. Dennis Fortenberry, « Pain experienced during vaginal and anal intercourse with other-sex partners: findings from a nationally representative probability study in the United States », *The Journal of Sex Medicine*, vol. 12, n° 4, avril 2015, p. 1040-1051.

2 Voir « Sexualité : de quoi les Françaises ont-elles vraiment envie ? », enquête Ipsos pour *Psychologies Magazine*, avril 2014 (www.ipsos.com/fr-fr/sexualite-de-quoi-les-francaises-ont-elles-vraiment-envie).

3 Debby Herbenick, Vanessa Schick..., *op. cit.*

Publié le 17 mars 2019

Pulsions, envies, désirs : avons-nous vraiment besoin de sexe ?

« J'AI ENVIE de sexe » : la phrase est simple, les implications sont compliquées. A-t-on envie d'un soulagement physique, d'une aventure, d'une distraction, de tendresse, de fusion avec son partenaire, d'oublier ses soucis, de se sentir désirable ? Nos sexualités contemporaines font office de couteau suisse émotionnel : c'est une chance, mais cette diversité d'approches nous rend parfois insensibles aux nuances de notre désir.

Les choses se complexifient encore quand on essaie de faire de l'appétit sexuel un dénominateur commun : « tout le monde a envie de sexe ». Eh bien, pas vraiment. À ma gauche, les asexuels et les personnes souffrant de trouble de l'excitation sexuelle. À ma droite, les victimes de compulsion sexuelle, d'hypersexualité, de syndrome d'excitation génitale persistante ou même de priapisme. Et, au milieu, une norme jamais réellement définie.

Le désir, plus que jamais, fait désordre – face à lui, aux autres, aux normes, nous sommes inégaux. Parfois même notre corps nous échappe : comme l'explique l'éducatrice sexuelle Emily Nagoski, il peut exister une discordance entre ce qu'expriment nos organes génitaux, ce dont nous avons conscience et ce dont nous avons intellectuellement envie[1]. Les femmes ont tendance à connaître plus souvent cet état de déconnexion haut/bas : déjà, parce que le positionnement anatomique de leur sexe n'autorise pas de *feedback* visuel ; ensuite, parce que le désir féminin est traditionnellement réprimé et que cette répression est intériorisée. On devient littéralement sourde à soi-même… mais sans masturbation.

Il peut exister une discordance entre ce qu'expriment nos organes génitaux, ce dont nous avons conscience et ce dont nous avons intellectuellement envie.

Alors que nous parlons du désir sexuel comme d'un flux à peu près stable, la plupart d'entre nous passeront par des phases où nous n'aurons pas envie de sexe, pas conscience d'avoir envie de sexe, n'aurons aucune envie de se reproduire, aurons du désir pour quelqu'un sans que les parties génitales soient concernées, ou aurons des érections (du pénis, du clitoris, des seins) de manière apparemment arbitraire.

Pas de désir, et tout s'écroule

Tout chaotique qu'il soit, ce désir est pourtant socialement marqué. Longtemps considéré comme mauvais, il a été réhabilité par notre culture. Et instrumentalisé. Un corps désirant est un corps qui fonctionne, dans un couple qui fonctionne. Pas de désir, et tout s'écroule. Ce qui nous pousse vers l'obligation de résultat : les « winners » ont une libido solide mais pas envahissante, qui s'exprime avec élégance, et qui est payée de retour. Tout manquement vous propulsera dans le deuxième cercle de l'enfer de Dante, réservé aux pécheurs charnels (cela dit, vous y serez en excellente compagnie avec Pâris, Cléopâtre et Tristan).

Cette injonction se traduit par la manière dont nous parlons du désir. Certains mots relativisent, d'autres naturalisent, d'autres nous mettent sous pression. Et parce que le sexe est politique, parce qu'il existe une économie du désir, tous n'impliquent pas le même projet de vie en société.

S'il paraît complètement naturel de parler de pulsion sexuelle, rappelons que Freud a emprunté le mot au monde de la technologie (du latin *pulsio*, « action de repousser »). Il évoque l'instinct animal, sauvage, incontrôlable : c'est celui qui est employé pour légitimer la persistance des viols et de la traite humaine. La même logique naturalisante s'exprime quand on parle de crime passionnel ou de panique homosexuelle : « C'est pas moi, c'est la pulsion. »

Le besoin induit pour sa part une nécessité. Selon notre bon vieux dictionnaire, être dans le besoin, c'est faire face à un manque permanent et *intolérable*. L'idée de pression physique apparaît quand il est question de « faire ses besoins ». Voici donc encore un choix de vocabulaire qui dramatise les enjeux et, dans le cas d'abus, peut transformer des coupables en victimes.

La libido est un terme psychanalytique entré dans le vocabulaire courant. Elle désigne l'énergie sexuelle globale au sein de laquelle la pulsion existe. Aujourd'hui, elle communique plutôt le niveau d'excitation moyen chez un individu (pour le dire vite, entre la pulsion et la libido existe la même différence qu'entre un pénis en érection et un pénis au repos).

Le désir traduit l'aspiration profonde vers l'autre, à laquelle est censée répondre le plaisir sexuel (si possible). Nous sommes là dans le monde de l'attente, du souhait. Le champ du désir est relationnel. Il s'étire de la tendresse à la violence.

Si l'envie semble interchangeable avec le désir, elle a longtemps eu mauvaise réputation : l'*invidia* latine, c'est la malveillance, la jalousie, une certaine hostilité. Cette version traditionnellement égoïste du désir s'est adoucie dans son acception moderne : plus sympathique, plus légère.

Alors, pulsion ou désir ? Élan venu de nos entrailles ou de la contemplation de l'être aimé ? Rappelons physiologiquement ce qui se produit quand nos « pulsions » sont contrariées : rien. Du tout. Certaines communautés d'abstinents volontaires seraient même ravies de nous expliquer que conserver son énergie sexuelle (comme dans le taoïsme) augmente nos capacités physiques, booste notre concentration, rehausse le goût des spaghettis et rend notre poil brillant (je les crois sur parole).

Bien sûr, on peut ressentir de la frustration mais, une fois encore, attention à en délimiter les contours. On peut être frustré de contempler un milliardaire se pavaner sur son yacht, mais on n'a pas besoin de yacht. Et on n'a pas besoin de sexe. Quand votre partenaire vous attire au lit, c'est toujours un luxe !

Rappelons physiologiquement ce qui se produit quand nos « pulsions » sont contrariées : rien. Du tout.

Intentions bienveillantes, résultats dangereux

Parler de besoin, c'est ajouter une charge sexuelle à celles qui existent déjà – se rendre désirable, prendre l'initiative, renouveler son répertoire, etc. C'est permettre à certains masculinistes (ou manipulateurs) de pleurnicher sur l'ardeur de leurs « pulsions », pour mieux arracher par pitié des rapports sexuels. Pire encore : c'est ajouter de l'eau au moulin de ceux qui associent les crimes sexuels dans l'Église et le vœu de chasteté des prêtres (lesquels tirent par ailleurs une légitimité morale de leur continence, puisque contrôler ses « besoins », c'est montrer qu'on est au-dessus des basses considérations charnelles : ainsi, parler du désir sexuel comme d'une émotion irrépressible, c'est donner un pouvoir parfaitement aberrant à ceux qui parviennent à le réprimer).

Même logique quand on emploie le terme de « misère sexuelle » : nos intentions peuvent être bienveillantes, mais elles aboutissent à un résultat dangereux. En effet, si nous sommes incomplets sans sexe, nous pouvons menacer l'intégrité des autres pour récupérer la nôtre. Cette tolérance à l'idée de pulsion sexuelle révèle, en outre, de curieuses normes à géométrie variable : les affamés n'auraient pas le droit de voler de la nourriture, mais les frustrés seraient partiellement excusés s'ils harcelaient, agressaient ou violaient ?

Même dans la Déclaration des droits sexuels publiée par la World Association for Sexual Health, il n'est nulle part écrit que nous ayons des besoins ou des pulsions. Il est donc plus que temps de réparer notre langage. Le besoin est purement physique et personnel, l'envie est tournée vers l'autre. Si vous avez des besoins, masturbez-vous. Si vous avez des envies, proposez gentiment. Avec ce petit déhanché du bassin qui vous flatte.

Les affamés n'auraient pas le droit de voler de la nourriture, mais les frustrés seraient partiellement excusés s'ils harcelaient, agressaient ou violaient ?

1 Voir Emily Nagoski, « The truth about unwanted arousal », conférence TEDtalk, 2018 (www.youtube.com/watch?v=L-q-tSHo9Ho).

Publié le 26 février 2017

Pour un droit minimum à jouir ?

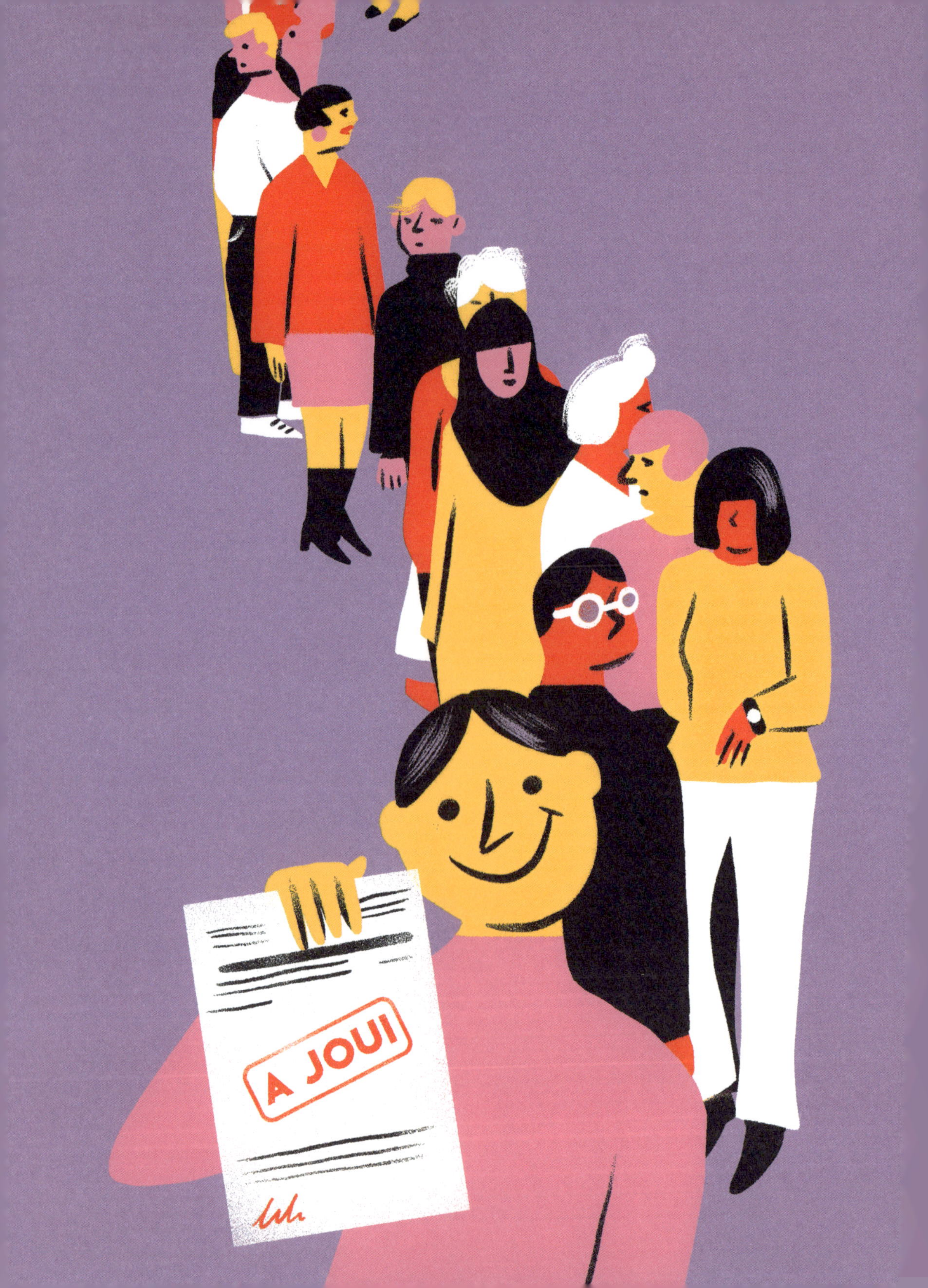
A JOUI

BIZARREMENT, les politiques sont rarement interpellés sur des questions purement sexuelles. Alors même que la pornographie, l'éducation ou les violences passionnent, personne ne demande aux candidats de clarifier leur position quant à la TVA sur les vibromasseurs. Nous sommes soit en catégorie droits des femmes, soit au rayon criminalité. C'est bien dommage, parce qu'au lit se jouent des représentations fondamentales de la dignité.

Le droit au soulagement sexuel apparaît régulièrement dans les médias. Soit de manière ouverte, quand certains handicapés le réclament. Soit de manière sournoise, quand on entend lors des débats sur la prostitution qu'il faut bien que les clients se déchargent quelque part. Ou quand on sous-entend que le viol est une réponse à la pauvreté sexuelle – un concept, soit dit en passant, jamais quantifié : à quel moment le peu est-il trop peu ?

Politique fiction

Puisque l'épanouissement sexuel fait partie de l'angle mort du cahier de doléances contemporain, embarquons-nous aujourd'hui dans un exercice de politique-fiction.

Mettons que nous instaurions un minimum sexuel. Ce n'est pas si absurde. La Déclaration universelle des droits de l'homme (oui, l'ONU dit toujours « homme ») ne garantit pas uniquement des nécessités vitales. L'article 24 vous donne par exemple le droit aux loisirs. Vous avez le droit, article 27, de « jouir des arts », ce qu'on traduira dans les faits par une permission en haut lieu de traîner toute la journée au lit pour vous consacrer à un marathon de séries télé.

Vous avez le droit à la santé et au bien-être, et rien n'empêche que la sexualité fasse un jour partie de ces droits. Les bénéfices en sont énormes. Si le missionnaire n'est pas indispensable, il permet de raffermir la connexion émotionnelle avec ses partenaires, de lutter contre la solitude, de prévenir les problèmes cardio-vasculaires, de tenir la douleur et les migraines à distance... et, plus simplement, de se faire du bien, de s'apporter une attention bienveillante. Si le sexe est soin, alors la société pourrait le garantir.

Qui serait bénéficiaire du minimum sexuel ? Tous ceux qui manquent de pratique et à qui ce manque est dommageable (vous avez le droit de refuser d'utiliser vos droits ou d'être ennuyés par certains d'entre eux).

Si le sexe est soin, alors la société pourrait le garantir. Qui serait bénéficiaire du minimum sexuel ?

Deux orgasmes par mois

La France compte dix-huit millions de célibataires, dont cinq millions de veufs. Mettons que tous les handicapés lourds, mentaux ou physiques, soient célibataires, mettons que toutes les personnes en couple aient des relations sexuelles (ce serait la meilleure de l'année, mais soyons optimistes), et que la moitié des célibataires aient envie de soin sexuel (croyez-le ou non, certains préfèrent le Scrabble). Nous obtenons neuf millions de bénéficiaires, soit 13,5 % de la population totale, ou 18 % de la population adulte.

Quel serait ce minimum sexuel ? À quel moment est-on raisonnablement, légalement, épanoui ? On sait que l'État ne peut pas garantir le Pérou et que le revenu de solidarité

Faut-il embrasser les soignés, les câliner, leur demander des nouvelles de leur famille, ou seulement les faire jouir aussi rapidement que possible façon traite laitière ?

active rase les pâquerettes : je propose donc deux orgasmes par mois.

Si chaque soulagement nécessite une demi-heure (le temps de se dire bonjour, de se déshabiller et de procéder aux grandes manœuvres), nous voici sommés de trouver neuf millions d'heures quelque part. Si les assistants sexuels travaillent trente-cinq heures, en prenant en compte à la fois les congés payés et les déplacements chez les bénéficiaires, il nous faut cent quarante mille personnes disponibles sur-le-champ.

Question suivante : que recouvre exactement l'épanouissement sexuel ? Implique-t-il également une reconnaissance émotionnelle ou reste-t-on dans l'orgasme pur et dur ? Faut-il embrasser les soignés, les câliner, leur demander des nouvelles de leur famille, ou seulement les faire jouir aussi rapidement que possible façon traite laitière ?

Quantité et qualité d'affection à fournir

Si l'on parle en termes de dignité, certains d'entre nous estimeront qu'un soin mécanique est finalement dégradant, tandis que les cartésiens affirmeront que le médical n'a pas besoin de ces frivolités. En tout cas, s'il fallait que le bien-être soit émotionnel en plus de sexuel, il faudrait encore définir la quantité et la qualité d'affection à fournir. Passe-t-elle par des regards, des paroles, des gestes ? Les assistants sexuels enverront-ils des sextos ?

Il faut en outre définir quels actes sexuels seront pris en charge par la communauté. Sera-ce une simple masturbation ? Le client peut-il requérir des formes plus élaborées de soulagement – auquel cas il faudrait peut-être, pour simplifier les choses, mettre en relation des couples soignant-soigné compatibles ?

Quid des orientations comme le fétichisme, la zoophilie ou le sadomasochisme ? Peut-on utiliser des sextoys, des vibrateurs, des vaginettes ? Et si le patient est atteint de démence, comment s'assurer de son consentement ?

Bien sûr, les soignants pourront négocier au cas par cas. Ce qui pose la question de leur recrutement. Sommes-nous sur des cursus d'infirmier, d'aide-soignant ? Devrait-on plutôt utiliser la population déjà formée des travailleurs sexuels, qui pourraient à la fois légaliser leur activité et faire commerce de leur expertise ?

Une logique qui nous échappe

Sachant que les salaires des aides-soignants sont rarement mirobolants, la question se pose de savoir qui voudra faire ce travail. Pour l'instant, les jobs manuels (sans mauvais jeu de mots) s'adressent aux populations les plus précarisées : nous ajouterions ici à cette précarisation le stigmate social lié à la prostitution et à la sexualité en général (une société qui traite mal ses travailleurs sexuels finit forcément par payer la facture).

Les sans-emploi sommés de mettre la main à la pâte pourraient potentiellement tomber encore plus bas dans l'échelle sociale, en se voyant exclus de leur communauté familiale, sociale ou religieuse. On peut difficilement demander à cent quarante mille personnes d'œuvrer à la dignité de neuf millions d'humains tout en perdant la leur.

Enfin, si l'épanouissement sexuel devenait un droit et que personne, vraiment personne, ne voulait se porter volontaire, nous n'aurions plus que deux options : le recours à l'immigration, auquel cas la France deviendrait une nation maquerelle, ou le service communautaire obligatoire – chaque citoyen donnant vingt minutes de son temps chaque mois. Inimaginable.

Ce que cet exercice de prospective nous montre, c'est moins notre besoin d'un minimum sexuel (que personne ne réclame sérieusement) que notre réticence à commodifier la sexualité.

Nous pouvons envisager le droit au logement, au salaire minimum, aux dimanches devant la télé, mais la logistique de l'épanouissement sexuel nous échappe. Nos désirs sont trop nébuleux, nos plaisirs trop spécifiques. Nos fantasmes ne s'administrent pas. Bonne nouvelle : alors que la crise des valeurs nous assomme, il reste une chose sacrée en politique : le sexe.

Nos désirs sont trop nébuleux, nos plaisirs trop spécifiques. Nos fantasmes ne s'administrent pas.

Publié le 27 mai 2018

Hétéro, cisgenre et monogame : qui rêve encore d'être « normal » ?

Qui veut encore être « normal » ? Pas les jeunes. 20 % des *Millennials* américains (18-34 ans) se définissent comme LGBTQ[1]. Même son de cloche en Angleterre, où 43 % des 18-24 ans se voient comme non strictement hétérosexuels[2]. Rangeons notre scepticisme : cette évolution ne provient pas d'un sursaut hormonal ou d'une mode (combien de temps allons-nous utiliser l'argument « mode » dès qu'un changement sociétal nous déplaît ?). Il ne s'agit même pas forcément d'une contestation solide des normes. Objectivement, le label hétéro cisgenre monogame ne fait plus rêver. Trop rigide, trop hiératique ! Ses pratiques sexuelles, notamment, perdent leur pouvoir d'adhésion. Alors, le temps de l'autocritique est-il venu ? Certainement.

Il n'est pas inexact que la sexualité « tradi » a des ratés : culpabilisation (des femmes en particulier), goût du secret, attraction/répulsion envers les organes génitaux... et une amplitude des pratiques réduite comme peau de chagrin. Le script psychosexuel « normal » ne connaît que cinq pratiques : baisers, caresses, fellation, cunnilingus, pénétration vaginale (déclinée en quatre positions populaires : missionnaire, levrette, amazone, petites cuillères). Tout le reste est du domaine de l'exceptionnel (un massage érotique pour la Saint-Valentin) ou du soupçon (pénétrations anales sur les hommes ou les femmes, jeux de rôles, costumes, utilisation de substances ou d'accessoires, *fist-fucking*, BDSM, tantra, *nipple play*, masturbations prises au sérieux, la liste est plus épaisse qu'une baguette tradition).

Non seulement cette sexualité « normale » se focalise sur le génital, mais elle est terriblement arrogante. Ainsi entendons-nous régulièrement des personnes se ravir d'un érotisme consistant à mettre des excroissances dans des orifices, et qui vantent les mérites de la libération sexuelle. Le ridicule ne tue pas : on a découplé la sexualité de l'intention reproductrice, tout en gardant comme incontestable Graal l'unique pratique permettant de se reproduire (sous vos applaudissements).

Encore aujourd'hui, la pénétration vaginale règne en maîtresse incontestée, et pas toujours commode, sur nos vies sexuelles. Elle marque chaque étape importante de notre trajectoire, de la défloration à la nuit de noces, de la validation d'une aventure (« on l'a fait ») aux orgies libertines (« on l'a fait, mais à plein »), du discours amoureux (« après les préliminaires, on l'a fait ») à la première débandade (« je n'ai pas pu le faire »). Nous voici face à l'exact même acte, répété sur une vie entière, avec tous les partenaires – un intérêt monomaniaque pour une pratique qui en outre, n'est pas particulièrement efficace (un tiers des femmes n'ont habituellement pas d'orgasme, contre 5 % des hommes[3] – et chez les femmes qui en ont, l'adjonction d'une stimulation manuelle et/ou d'un cunnilingus est la meilleure manière d'obtenir une jouissance).

Sexualité format timbre-poste

Côté désir, ça ne va pas vraiment mieux, puisque l'imaginaire hétérosexuel oublie d'érotiser la moitié de la population. Le corps des

Objectivement, le label hétéro cisgenre monogame ne fait plus rêver. Trop rigide, trop hiératique !

Une sexualité moins obsessionnellement répétitive émerge. Elle explore, elle se tâte (c'est un bon début), elle frôle le queer sans le phagocyter.

hommes ? Quel corps des hommes ? À ma gauche, les tenants d'une vision à œillères (« les femmes sont naturellement plus désirables ») ; à ma droite, les fatalistes (« les hommes ne se rendront jamais plus désirables, ils perdraient leur virilité »). En attendant, ça fait moitié de désir en moins.

Enfin, les formes de renouvellement actuellement proposées manquent d'imagination : au lieu d'exploser les cadres de la pénétration, on l'accélère (le « petit coup vite fait »), on la rend moins personnelle (en s'échangeant les uns les autres), on en supprime certains enjeux émotionnels (en couchant avec des inconnus, ou sans sentiments)… bref, une resucée du même. Changer les partenaires sans changer les pratiques ? On s'en mord la queue.

Vous me direz : et pourquoi pas, si ça rend les gens heureux de passer une vie entière à mettre des pénis dans des vagins ? Je suis absolument d'accord. Mais ça ne rend pas les gens heureux, du moins pas à long terme… or la monogamie rêve de long terme. Si ce système fonctionnait réellement, les sexologues, psys, vendeurs de lingerie à moumoute, experts en relations extraconjugales et avocats millionnaires spécialisés en divorce seraient au chômage. Leurs clients ne sont pas des imbéciles, ni des perdants. Ils sont simplement coincés dans une sexualité format timbre-poste, immobile, identique du premier rapport au dernier, à deux-trois détails près. Exactement comme si on était condamnés à manger les mêmes frites à la cantine tous les jours, avec pour Noël de la mayonnaise plutôt que du ketchup.

Cette absence de témérité est-elle structurelle ? Si vous êtes hétéro, cisgenre, en couple monogame, êtes-vous condamné(e) au délitement du désir et à l'ennui ? Eh bien, pas du tout. Les héritages existent : ils peuvent aussi être examinés, gentiment déclinés et raccompagnés au vestiaire. Une sexualité moins obsessionnellement répétitive émerge. Elle explore, elle se tâte (c'est un bon début), elle frôle le *queer* sans le phagocyter (de fait, se qualifier de « bizarre » quand on est majoritaire serait aberrant, et diluerait la force politique du concept).

Ne tombons pas dans l'exception qui confirme la règle

On pourrait en revanche parler d'influence *queer* : un couple fidèle (ne cherchant pas à faire un bébé dans l'immédiat) peut renoncer à la pénétration obligatoire, ou peut la décorréler du corps des femmes. Il peut ne plus penser du tout en termes de pénétration. Il peut se sentir bien dans ses genres, mais s'être débarrassé des comportements qui leur sont associés. Il accepte qu'on puisse être en situation de réceptivité sans être en position de passivité, ou qu'on puisse pénétrer en étant dominé. Il sait que les hommes sont pénétrables par la bouche, par l'anus et par le pénis (au risque de retourner le couteau dans la plaie), et présentent donc le même potentiel de réceptivité que les femmes. Il considère les parties génitales comme une simple option érotique, et cesse de découper les corps en morceaux hiérarchisés. Il sort le rapport de sa temporalité purement charnelle. Et parce que la liste serait infiniment longue, embrayons directement sur le plus important : ce couple hétéro-cisgenre-monogame-un-peu-queer-mais-pas-tradi adopte des pratiques non scriptées au quotidien, et ne les réserve aucunement à des moments exceptionnels.

Parce que dans le cas contraire, ça s'appelle de l'hypocrisie. Tout le monde a essayé, au moins une fois, de sortir de l'enchaînement confortable du sexe « comme à la télé ». Le problème ne se situe pas dans une absence de médiatisation des pratiques alternatives – elles sont volontiers épluchées publiquement – mais dans leur présentation comme des piments, escapades ou gratifications spéciales. Nous tombons alors dans l'exception qui confirme la règle : des petits pansements utiles quand l'ennui devient trop visible, mais remisés au placard après usage. Or si l'expérimentation ne sert qu'à se replier sur les valeurs sûres, non seulement on se promène en touriste comme dans un safari, mais on se donne bonne conscience en se vantant d'avoir transgressé son confort… mais sans avoir changé de paradigme. Cet évitement de toute remise en question ne trompe pas la nouvelle génération.

Une sexualité fluide ne consiste pas à marcher à côté de l'autoroute en suivant le sens du trafic, ou en « finissant » sur l'autoroute. Sinon, effectivement, on peut se moquer de cette pusillanimité – un juste retour de balancier, étant donné l'ampleur de la condescendance dont nous accablons les plus jeunes. Alors, tous « has been » ? Les pratiques peut-être, mais pas les personnes. Est-ce dur à entendre ?

Une sexualité fluide ne consiste pas à marcher à côté de l'autoroute en suivant le sens du trafic, ou en « finissant » sur l'autoroute.

1 Voir Glaad, *Accelerating Acceptance 2017. A Harris Poll Survey of Americans'acceptance of LGBTQ people* (www.glaad.org/files/aa/2017_GLAAD_Accelerating_Acceptance.pdf).

2 Voir Will Dahlgreen et Anna-Elizabeth Shakespeare, « 1 in 2 young people say they are not 100% heterosexual », yougov.co.uk, 16 août 2015 (https://yougov.co.uk/topics/lifestyle/articles-reports/2015/08/16/half-young-not-heterosexual).

3 David A. Frederick, H. Kate St. John, Justin R. Garcia et Elisabeth A. Lloyd, « Differences in Orgasm Frequency Among Gay, Lesbian, Bisexual, and Heterosexual Men and Women in a U.S. National Sample », *Archives of Sexual Behavior*, vol. 47, n° 1, janvier 2018.

Publié le 4 février 2018

200

Plaidoyer pour le « bon sexe », celui qui nous fait vraiment du bien

Zone interdite, zone limite, zone grise : au royaume post-Weinstein, les métaphores se suivent et se ressemblent. La zone blanche, la zone de confort pourrait-on dire, reste la grande muette de nos débats sur le consentement : au fait, à quoi ressemble le « bon » sexe ? C'est quoi, la sexualité consensuelle – incontestable ?

Plutôt que de balayer la question d'un revers à la Federer (« le bon sexe, c'est quand les gens sont contents »), posons-la sérieusement. Une très populaire tribune parue dans *The Week* analyse ainsi nos représentations très genrées du « mauvais » sexe[1] : les hommes s'ennuient… et les femmes ont mal. La zone blanche masculine se définit par la survenue d'un orgasme. La zone blanche féminine consiste à ne pas ressentir d'inconfort physique ou émotionnel. Or si nous persistons à utiliser les mêmes mots pour évoquer des réalités aussi différentes, nous sommes encore dans le malentendu.

La zone blanche compte un solide paquet de détracteurs. Il suffit d'observer ce que les anti-#metoo associent à la zone grise (de la galanterie aux nus d'Egon Schiele, excusez du peu) pour dessiner, en creux, une sexualité blanche « sans » : sans grande histoire (Balthus, *L'Enlèvement des Sabines*), ni petites histoires (personnelles). Une zone blanche sans audace ni excentricités, sans maladresses, sans humour, sans objets sexuels ni salopes, et puisque le mot doit être lâché : sans liberté. Puritaine. Réactionnaire. Paternaliste.

Évidemment, dit comme ça, on préfère encore retourner jouer au Mikado. Mais revenons un instant sur Terre. La sexualité est toujours cadrée, quoi qu'on en dise. Les orgies ont leur dress-code. La jouissance a ses mécanismes. Le Vrai Grand Dérapage nous ferait terminer en prison. Nous pouvons bien sûr rêver d'une sexualité comme espace d'absolue liberté (bien encouragés en cela par le contexte de notre découverte des plaisirs charnels : statistiquement, nous perdons notre virginité entre la conduite accompagnée et le droit de vote), mais la biologie, la sociabilité et la loi resserrent sérieusement le champ des possibles. Nous ne sommes pas tout-puissants. Idéalement, passé notre cinquième anniversaire, nous ne devrions plus souhaiter l'être.

La zone blanche est drôle, riche, jubilatoire

Ce principe de réalité se heurte à un érotisme *made in France* archisnob, défendu par des élites culturelles qui piochent leurs références moins en *backroom* qu'à la bibliothèque. Cet érotisme-là se fiche pas mal de nos zones blanches. Il porte une subversion d'autant plus brutale qu'elle reste confinée dans notre imaginaire. Aucune personne physique n'est maltraitée – si Sade avait effectivement violé et découpé des petits garçons en brochettes, nul doute que notre célébration de son talent prendrait du plomb dans l'aile (les sévices infligés par Sade sur des femmes adultes, en revanche, passent comme une lettre à la poste).

Reprenons : notre érotisme repose sur des références fictionnelles élitistes. Or quelle est la fiction préférée des personnes surprotégées ? La prise de risque. Sur quoi fantasme-t-on dans un environnement

Puritaine. Réactionnaire. Paternaliste. Évidemment, dit comme ça, on préfère encore retourner jouer au Mikado.

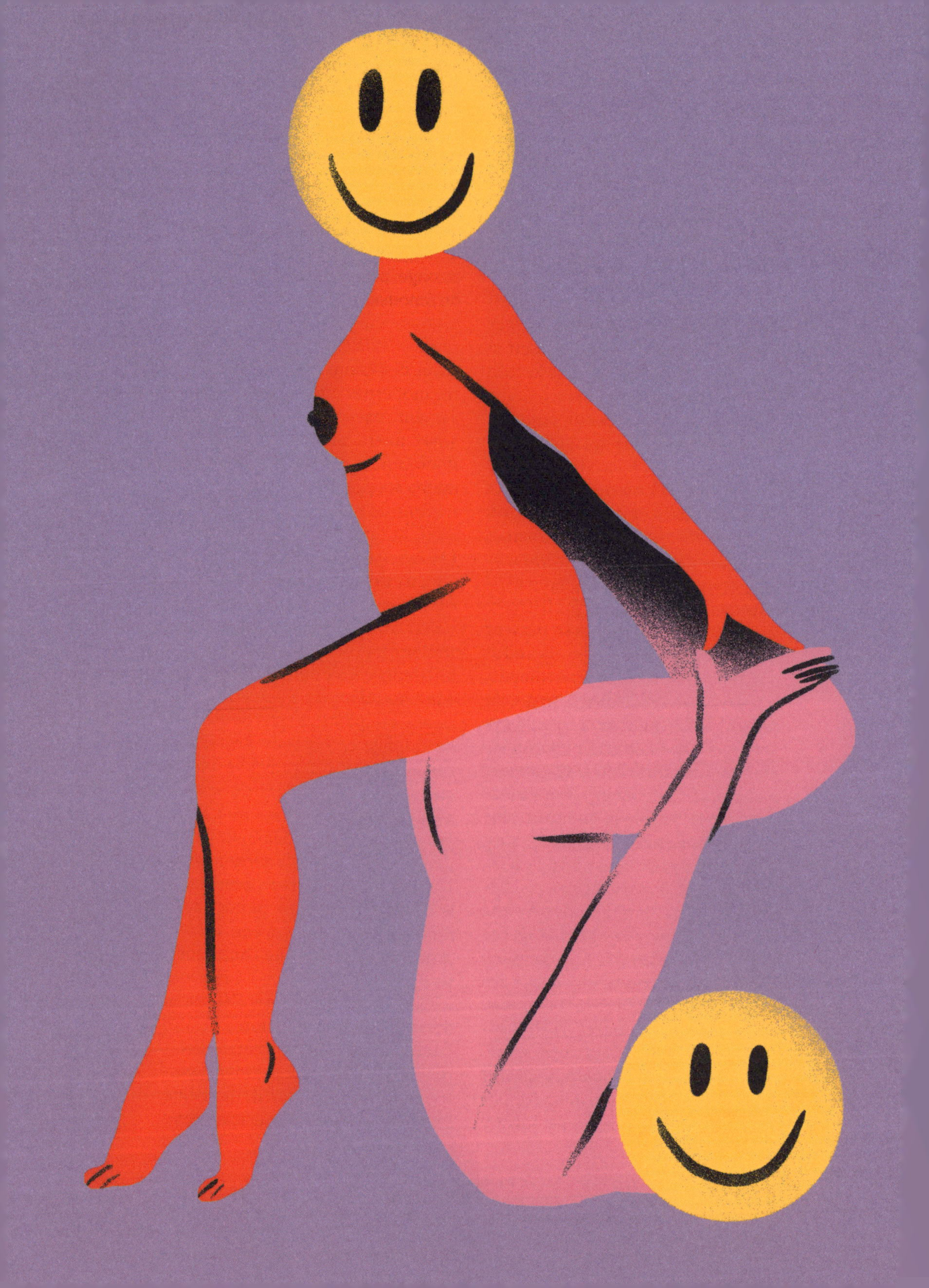

de codes sociaux lourds ? Sur le dérapage. Nous désirons ce qui nous échappe. D'où l'hallucinante violence de grandes bourgeoises fantasmant le viol (et pourquoi pas ?), donnant du haut de leur hôtel particulier des leçons de courage aux usagères du métro. Même dynamique chez les hommes hurlant à l'anéantissement d'une sexualité délicieusement dangereuse et glissante : un homme n'est jamais en danger pendant un rapport sexuel, sauf si un grizzli affamé passe dans le coin (c'est rare sur la ligne 13).

La zone blanche serait pour les oies blanches : le missionnaire du samedi soir. Prévisible, banal, ennuyeux. Vraiment ? *Quid* alors de la confiance et du dialogue permettant sinon la prise de risque, du moins des escapades érotiques ? Que reste-t-il du BDSM sans délimitation d'un accord ? La liste est longue des pratiques qui se passent mieux quand on va bien : la sodomie, l'échangisme, le libertinage... et, certainement, le missionnaire du samedi soir. On pourrait d'ailleurs proposer une équation pratique : plus un fantasme repose sur ses éléments « gris » (douleur, peur, culpabilité, humiliation, contrainte), plus ses contours seront définis... voire contractualisés (non par pruderie mais par instinct de survie).

Un énorme chantier post-Weinstein va consister en outre à réérotiser la zone blanche. Car combien de temps va-t-on nous vendre les mêmes fantasmes de brusquerie, mots grossiers, abus divers ? À force de creuser la zone grise, ne la connaît-on pas par cœur ? La surenchère de ces thématiques ne masque-t-elle pas une infinie resucée du même ? Mépriser la tendresse est un luxe pour élites surchouchoutées. Quant à considérer le consentement comme ennuyeux, on atteint le contresens total. La zone blanche est drôle, riche, jubilatoire. Elle mérite toute sa place dans les canons de l'érotisme – un rééquilibrage nécessaire et qui pourrait, au passage, permettre aux arts et lettres de renouveler leur répertoire.

Zone grise, la misère

Nous disposons pour ce faire d'outils modernes intéressants : le mouvement sexe-positif, bien sûr, mais aussi notre propre imagination. Pourquoi ne pas remettre au centre du jeu les possibilités érotiques qui ne font de mal à personne, et permettent de parler la même langue ? Les caresses, massages, chatouilles, les jeux de texture et de chaleur, de titillements et de souffle. La réhabilitation des pratiques hors pénétration. La conversation plutôt que le silence. Le compliment plutôt que l'humiliation. L'acceptation de l'entièreté physique plutôt que son découpage en organes. Le soin de son individualité radicale, plutôt que sa dissolution dans du sexe de groupe qui nous condamne à rester des inconnus. Le *love-sex* plutôt que le *hate-sex* ou le *dirty-talking*. L'œil et les autres sens, plutôt que la caméra. L'attention plutôt que le rapport expédié. La découverte en profondeur plutôt que l'accumulation de coups d'un soir. La réinvention de soi par l'autre, la célébration des dynamiques de couple – faire l'amour de mille manières différentes avec la même personne, plutôt que faire l'amour de la même manière avec mille « partenaires ».

La zone blanche est drôle, riche, jubilatoire. Elle mérite toute sa place dans les canons de l'érotisme.

Redonner ses lettres de noblesse à une très saine arrogance : non, désolée, personne n'a le droit de me blesser, de m'importuner.

Chérir les vulnérabilités plutôt que les exploiter. Célébrer les différences individuelles plutôt que limiter son désir à des critères étroits. Érotiser les hommes. Honorer son corps plutôt que l'instrumentaliser. Redonner ses lettres de noblesse à une très saine arrogance : non, désolée, personne n'a le droit de me blesser, de m'importuner. Personne n'a le droit de déraper sur mon corps sous les applaudissements du public.

La zone grise méprise le sexe conjugal, consentant, vanille – elle voudrait se démarquer absolument du peuple, et tant pis s'il faut pour cela amputer la sexualité de ses capacités de réconfort, de lien et de réparation. La zone blanche ne méprise rien ni personne : elle n'existe que dans le respect de ses camarades de route. La zone grise enferme dans la solitude, la zone blanche permet un véritable rapport. La zone grise est une forme de masturbation : pourquoi pas ? Mais qu'on ne vienne pas prétendre que les autres options sont moins excitantes. Ce serait un comble. Zone grise, la misère.

1 Lili Loofbourow, « The female price of male pleasure », *The Week*, 25 janvier 2018 (https://theweek.com/articles/749978/female-price-male-pleasure).

Pimenter

La sexualité est-elle un plat fadasse ? Il faut croire que oui, tant les médias tiennent à nous vendre des ébats sauce piquante – *¡caliente!* Contrairement à vos épices de cuisine dont les variantes se comptent par douzaines, l'épice sexuelle déboule en format unique : le piment de Cayenne (30 000 à 50 000 sur l'échelle de Scoville, dix fois plus corsé que celui d'Espelette). Sous-entendu, pour que ce soit sexy, il faut que ça chauffe et, éventuellement, que ça fasse un peu mal. Personne ne vend de sexe aux saveurs d'ail, de ciboulette, encore moins de verveine-camomille… Deux exceptions : la vanille (qui désigne la sexualité ennuyeuse) et le gingembre, aphrodisiaque revendiqué, parfois utilisé pour des jeux sexuels franchement pas banals (le *figging*).

Épicer sa vie sexuelle reviendrait donc à la pimenter. La faute à un imaginaire piochant à tous les râteliers de l'érotisme : danger, chaleur, exotisme – *sea, sex, sun & Tabasco!* Ne parle-t-on pas d'échauffer les sens ou de les embraser ? Les littéraires apprécieront la métaphore de bouche, qui permet d'enfiler les sous-entendus tout en restant de bon goût, tandis que la psychologie évolutionnaire considère la couleur rouge comme intrinsèquement sexuelle, évoquant le sang et les organes gonflés de désir. Une association pas dénuée de bon sens, puisque les piments chargés provoquent la salivation et stimulent les muqueuses (mentionnons tout de même leur effet laxatif, un accident est vite arrivé). Les plus audacieux réserveront cependant leur pot de harissa à leurs tajines poulet-pruneaux plutôt qu'à leurs parties intimes : on n'est pas à l'abri des brûlures. Ce qui n'a pas empêché une vétérinaire danoise de déposer en 1998 un brevet de crème génitale au piment. Bizarrement, on ne la trouve pas en pharmacie.

Publié le 27 novembre 2016

Le cybersexe n'aura pas lieu

AMÉLIORER notre potentiel physique et mental, vaincre peut-être un jour la mort : le rêve transhumaniste n'a jamais paru aussi proche. Il commence dès que nous enfilons des lunettes... ou un préservatif. L'augmentation du potentiel sexuel se cache derrière notre fascination pour les aphrodisiaques et les drogues, se tapit sous nos diverses pilules, nos prises d'hormones, nos réassignations de genre, se camoufle sous nos améliorateurs de désirabilité comme le maquillage, la chirurgie, ce jean qui vous fait un fessier formidable. Ajoutons, bien sûr, les sextoys, qui nous aident à obtenir des sensations, littéralement, inhumaines : les femmes peuvent se faire pousser un pénis, quant à l'orgasme produit par un vibrateur, il n'existe carrément pas dans la nature (sauf les jours de tremblement de terre).

Notre culture, nos films, nos romans se passionnent pour la trajectoire sexuelle à venir : ne nous répète-t-on pas que, sans l'attrait pour la pornographie, Internet n'aurait pas explosé ? N'affirme-t-on pas que les plus grands progrès techniques s'opèrent pour la guerre ou pour le sexe ? Les années 1990 nous ont promis des justaucorps colonisés d'électrodes, des rapports baignant dans une matrice orgasmique, des voitures volantes. On ne voit toujours rien venir, mais les inventeurs triment (passionnés bien sûr, mais bien conscients du potentiel commercial à la clé). Où va-t-on ?

Manque d'imagination

Quand on imagine une reformulation de notre sexualité, la plupart d'entre nous se contentent d'un service minimum, fondé sur les trois mêmes idées : rajouter des orifices aux femmes (et/ou les rendre plus étroits), obtenir des érections plus performantes, connaître des orgasmes plus intenses. Une première observation saute aux yeux : il s'agit toujours de pénétration, ne remettant aucun ordre sexuel en question. Impressionnant, comme révolution...

Les options sont pourtant vastes. Côté protection, nous pourrions oublier les couches physiques pour nous concentrer sur des traitements ou des vaccins, voire sur une sélection génétique. Puisqu'il faut parler d'orifices, plutôt que de nous transformer en gruyères érotiques (on se lasse de trois orifices sur les femmes : on se lassera tout aussi rapidement de douze ou de quarante), pourquoi ne pas améliorer ceux dont nous disposons ? Non seulement le vagin pourrait produire à la demande sa lubrification, mais aussi l'anus et la bouche, ce qui optimiserait notre pénétrabilité. Avec possiblement des choix de goûts, d'odeurs, de températures. Nous devrions bientôt voir apparaître des prothèses destinées à améliorer la fellation[1] : le sextoy, c'est nous.

Côté plaisir, inutile de tout concentrer sur les organes génitaux quand nous pourrions avoir un corps entier dédié au plaisir – imaginez que nous ayons la même sensibilité sur tout le corps que sur le gland ou le clitoris, et que nous puissions nous « activer » en un clic. Imaginez d'autres sens que nos cinq actuels. Imaginez une attraction physique améliorée, *via* la manipulation ADN ou la transformation. Mieux encore : avec la réalité virtuelle, nous pourrions

Puisqu'il faut parler d'orifices, plutôt que de nous transformer en gruyères érotiques, pourquoi ne pas améliorer ceux dont nous disposons ?

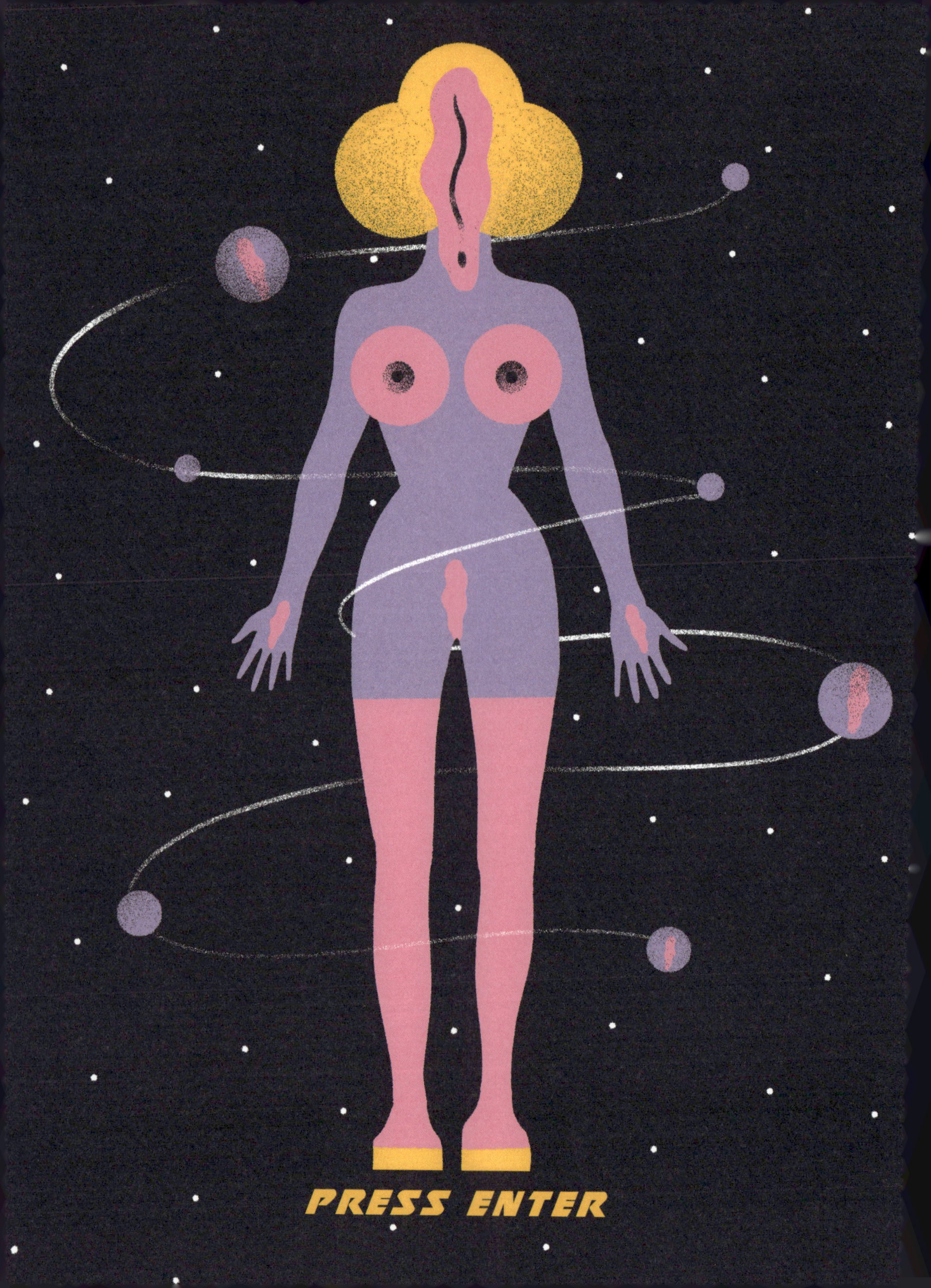
PRESS ENTER

remapper notre apparence, nous hologrammifier.

Cela dit, pourquoi se focaliser sur le corps ? Notre enveloppe charnelle, même dotée d'exosquelette, sera toujours trop limitée par rapport à notre imagination. Notre ultime outil sexuel n'était-il pas censé être le cerveau ? Nous pourrions connecter nos fantasmes et nos émotions soit à ceux de nos partenaires (pour sentir ce qu'il ou elle ressent), soit à une base de données érotique mondiale. Des drogues de synthèse pourraient nous aider à développer une empathie absolue : la fusion sexuelle, au premier degré.

Retour au réel

Alors, vous en rêvez ? Signez-vous cette décharge ?... Non ? Revenons donc sur Terre, et plus précisément au purgatoire (râteaux, érections molles, anorgasmie, veaux, vaches, cochons). Malgré notre intérêt affiché pour les possibilités futures, le réel est le lieu d'une résistance acharnée à l'amélioration sexuelle. On répugne à l'apprendre. On en dénie l'aspect technique. Ironiquement, de nombreuses ressources citées ci-dessus existent déjà, sauf que nous ne pratiquons pas. La réalité virtuelle peine à décoller. On couche redoutablement peu par jeu vidéo interposé.

Les hommes sont rares qui utilisent les chirurgies d'agrandissement ou d'élargissement du pénis (la procédure cosmétique la plus répandue reste l'augmentation mammaire, suivie de la liposuccion). Du côté des injections destinées à resserrer le vagin, on attend toujours le raz-de-marée. Nous exhibons nos smartphones mais laissons nos sextoys bien cachés dans nos tiroirs. Le préservatif ? On s'en débarrasse à la première occasion.

Outre le côté matériel, nous avons déjà des orifices dont nous ne nous servons pas (notamment ceux qui se trouvent sur les hommes). Nous sous-utilisons nos cinq sens. Nous sommes loin, très loin, d'entrevoir notre plein potentiel de plaisir – pratiquez-vous le tantra, le massage érotique, la méditation orgasmique, le jeûne sexuel, prenez-vous le temps et les dispositions matérielles nécessaires à vous offrir des jouissances plus profondes ? Bof.

Péché de paresse

Plus que de moutons électriques, nous rêvons d'une sexualité paresseuse. Où l'objet et la technique feraient le boulot à notre place, sans trop d'implication. Où le plaisir tomberait tout cuit, et tant qu'à faire, assaisonné. En tant que société, nous déployons des efforts considérables pour ne pas accéder à une vie sexuelle trépidante – nous faisons au contraire tout notre possible pour la contraindre, pour la tasser dans des espaces spécifiques (le lit, le sofa, la table de la cuisine pour les anniversaires de mariage), des temporalités spécifiques (après le match mais avant Netflix) et des relations spécifiques (quelqu'un qu'on aime et, mieux encore, qui nous mérite).

Si on parle tant de sexe, c'est sans doute qu'il occupe si peu de place effective. Et même si nous passions un jour la seconde (je considère que nous roulons au pas), l'exigence de sexualité future passerait toujours après nos rêves d'immortalité, d'éternelle jeunesse, de minceur ou de surpuissance physique.

Notre enveloppe charnelle, même dotée d'exosquelette, sera toujours trop limitée par rapport à notre imagination.

Admettons-le plutôt que de nous torturer : le sexe transhumain n'est pour l'instant qu'un rêve, un objet de luxurieuse prospective plutôt que d'initiative. Nous ne sommes pas prêts au transhumain parce que nous sommes, là, maintenant, dépassés par l'ampleur du sexe « juste » humain – nous savons à quelle vitesse peut courir un athlète, mais nous ignorons combien nous pouvons jouir, nous n'avons même pas d'outil de mesure.

Nous ne voulons pas de puissance sexuelle, encore moins de contrôle, du moins pour le moment : nous préférons l'absolue vulnérabilité, les plaisirs de l'ignorance, le vertige du lâcher-prise. Nous préférons la condition humaine. C'est un beau compliment fait au sexe.

Nous ne sommes pas prêts au transhumain parce que nous sommes, là, maintenant, dépassés par l'ampleur du sexe « juste » humain.

1 Si vous êtes curieux, la chose ressemble à un dentier. Nom de code : Fellatio Modification Project.

Publié le 4 septembre 2016

Éloge de la sexualité ennuyeuse

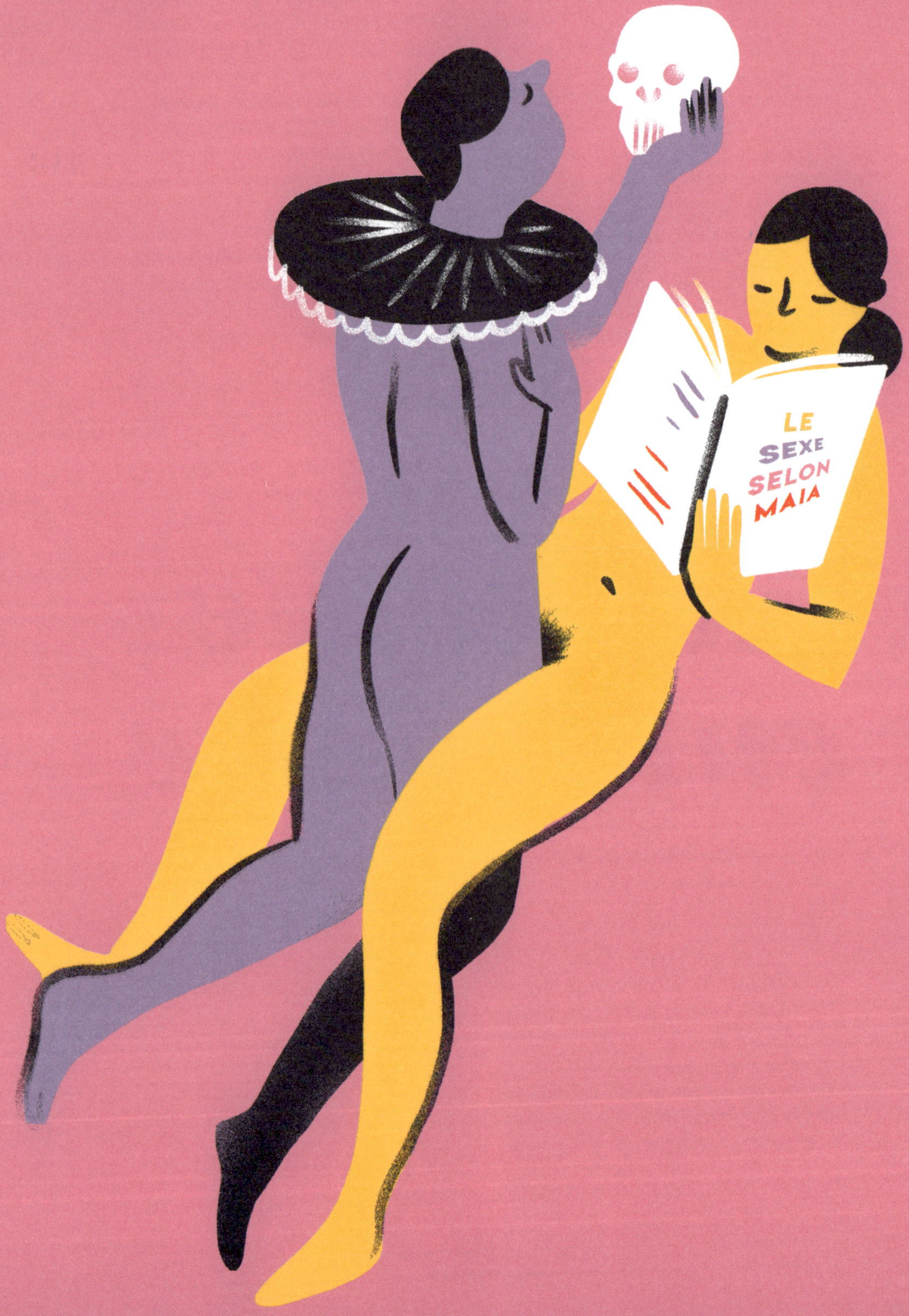
LE
SEXE
SELON
MAIA

Qui couche encore en missionnaire ? Tout le monde. Qui l'avouerait sans complexes à la machine à café ? Peut-être rajouterait-on un peu de sel (et peut-être laisserions-nous nos collègues tranquilles). Car depuis que la pop culture nous infuse tous les jours de nouvelles sexualités alternatives, on n'ose plus avouer qu'on fait l'amour « à la papa » (une expression dont il faudrait se débarrasser avant de retourner Freud dans sa tombe).

Le matraquage prend la forme de romances noires, de clips vidéo empruntant une imagerie sadomasochiste, de séries télé où plus personne ne se risque à faire l'amour au lit (c'est tellement plus confortable dans un hélicoptère au milieu d'une fusillade).

Au risque d'une uniformisation, bien sûr : urgence = passion ; désir = cuir ; amant parfait = *bad boy* ; femme dérangée = attirante... la liste est longue. Au risque aussi de donner des doutes aux citoyens lambda dont la vie sexuelle ne ressemble pas à celle des films et qui ne souhaitent aucunement connaître cette vie-là : entretenir une libido d'enfer sept jours par semaine, toute l'année, sans congés payés, et honorer les deux blondinettes qui attendent dans la baignoire, c'est trop de boulot.

Hiérarchie des pratiques

Revenons donc à l'ennui. Nous assistons à une confusion entre le sentiment lui-même et les pratiques censées en constituer la colonne vertébrale. Le missionnaire ? Assommant. La monogamie ? Soporifique. La routine, même efficace ? On achève bien les chevaux.

Cette sexualité conventionnelle porte un nom : le sexe vanille, en opposition au BDSM (bondage, domination, sadomasochisme) et au *queer* (l'antre du bizarre) – n'essayez pas de faire vos malins en parlant de sexe fraise ou de sexe chocolat-menthe, car malheureusement, ils (les néologistes) ne font pas tous les parfums.

Notons que le mot « vanille » est surtout utilisé par les personnes refusant de s'y livrer : il y a dans cette appellation une connotation légèrement méprisante. La vanille, tout le monde aime. La vanille ne subvertit rien. La vanille est la glace qu'on commande en désespoir de cause, pour assurer, qui se marie avec tous les desserts.

Cette hiérarchie des pratiques est commode pour tout le monde. Les snobs sexuels peuvent se targuer d'une sexualité audacieuse et bondissante, bien supérieure à celle des collègues et des voisins (car quand on hiérarchise les pratiques, on hiérarchise les gens). À l'inverse, les conservateurs extrêmes y voient une fatalité de leurs propres choix ou une justification à leurs infidélités : « C'est bien normal que j'aille voir ailleurs, avec le temps on s'ennuie. » Sauf que le temps n'a rien à voir dans cette histoire.

La fuite en avant n'a aucun sens

Rien ne condamne certaines pratiques à être intrinsèquement ennuyeuses, à part une prophétie autoréalisatrice. Si nous nous mettons tous d'accord pour qualifier notre quotidien d'ennuyeux, évidemment, nous créons les conditions de notre insatisfaction.

Depuis que la pop culture nous infuse tous les jours de nouvelles sexualités alternatives, on n'ose plus avouer qu'on fait l'amour « à la papa »

L'ennui est une question d'absence au moment. Soyez présent. Raccrochez-vous.

Quand vous prenez les transports en commun le matin, rien ne vous empêche de sortir un polar haletant, d'écouter un podcast ou de vous intéresser aux autres usagers. N'entend-on pas régulièrement que nos contemporains sont passés experts dans l'art de ne jamais s'ennuyer (suivez mon regard en direction du Pokémon le plus proche) ? Au point que les philosophes parlent de réhabiliter l'ennui comme nécessaire à la créativité : pas si cruche, la vanille.

L'ennui est dans la tête, pas dans les gestes. Il serait logique que les professionnels du cinéma pornographique, au bout de quelques années, lèvent les yeux au ciel rien qu'à l'évocation d'une orgie à quarante partenaires déguisés en gladiateurs de l'espace sur une plage au soleil couchant. Combien de fois peut-on aller en club échangiste et trouver l'expérience renversante ? Combien de scénarios faudra-t-il inventer, combien de sextoys faudra-t-il posséder ? La fuite en avant n'a aucun sens. Or c'est justement ce sens qui donne son sel aux actes.

À l'inverse, le fameux missionnaire peut révéler des ressources insoupçonnées. Rappelons pour la forme qu'on peut, notamment, changer de partenaire : qu'y a-t-il de moins ennuyeux que de redécouvrir les classiques avec une personne entièrement nouvelle, dont on ne connaît pas les particularités physiques et émotionnelles ? Et même avec le conjoint installé, on s'ennuie uniquement quand on arrête d'essayer de se passionner. Ce n'est pas une question de position, de fréquence ou de personne.

Créneaux limités

Le Larousse définit l'ennui comme « une lassitude morale, une impression de vide engendrant la mélancolie, produites par le désœuvrement, le manque d'intérêt, la monotonie ». Aucune fatalité dans cette vacuité : le désœuvrement se contre par l'action, le manque d'intérêt par un réinvestissement émotionnel, la monotonie par l'invention.

Et je ne demande à personne de partir à Katmandou pour se ressourcer au milieu des chèvres en tenue *furry* (ça veut dire que vous vous déguisez en peluche). On peut innover avec son partenaire ET avec le missionnaire ET avec un planning toujours identique (si vous avez des enfants, vous avez aussi probablement des créneaux limités pour entretenir l'aspect charnel de votre couple) : par des paroles, par des caresses, par l'acceptation même que tout ne soit pas toujours nouveau – on peut rire de cela, ensemble.

Le sexe n'est ennuyeux que quand on oublie de se regarder, de se sentir, de faire attention à l'autre : avez-vous vraiment besoin d'élaborer, là, en pleine action, la liste de courses du lendemain ? Comment se fait-il que cette liste de courses passe au top de vos priorités, alors même que l'élu/e des dieux se trouve à proximité (et sans vêtements, ce qui ne gâche rien) ? L'ennui est une question d'absence au moment. Soyez présent. Raccrochez-vous.

En outre, personne n'est réellement vanille. Les études démontrent les unes après les autres que les fantasmes « hard » sont incroyablement répandus : ils ont passé la barre de la normalité (le domaine du sexe vanille) depuis longtemps[1].

Mélange de paresse et de mercantilisme

L'orgie ? Un fantasme pour 56 % des femmes. Dominer sexuellement notre partenaire, être dominé nous-même, coucher avec un/e inconnu/e ? Excitant pour plus de 50 % d'entre nous. Une majorité d'hommes aimerait aussi coucher avec une partenaire beaucoup plus jeune ou possédant de très petits seins (ça ne vous évoque rien ?).

La raison pour laquelle on s'acharne à parler de sexualité ennuyeuse, à laquelle s'opposerait le « bon » sexe, celui auquel nous sommes censés aspirer, relève d'un mélange de paresse et de mercantilisme.

Soit on cherche à vous vendre des outils pour casser l'ennui – outils dont vous disposez déjà dans votre cerveau, même si les produits de consommation peuvent apporter un plus. Soit vous cherchez à excuser une situation dont vous êtes responsable. Il n'y a pas de pratiques ennuyeuses, il n'y a que notre manque de motivation. Si vous vous ennuyez, cessez d'accuser le sexe vanille : justement parce que cette saveur se marie avec tout, elle vous laisse un infini champ des possibles. Bon appétit.

Dominer sexuellement notre partenaire, être dominé nous-même, coucher avec un/e inconnu/e ? Excitant pour plus de 50 % d'entre nous.

1 Voir Christian C Joyal, Amélie Cossette et Vanessa Lapierre, « What Exactly Is an Unusual Sexual Fantasy? », *Journal of Sexual Medicine*, vol. 12, n° 2, février 2015, p. 328-340.

ÉPILOGUE

Lettre à un jeune qui commence sa vie sexuelle

Chère jeune, cher jeune,
Je suis bien embarrassée pour t'écrire cette lettre, parce que mon champ d'expertise – la sexualité – est déjà cannibalisé par les conseils. Des coups de pouce parfois utiles, parfois étouffants, souvent les deux en même temps.
Or, à ton âge, lorsqu'on s'affranchit de ses parents, qu'on expérimente la liberté de la vie étudiante et qu'on entre dans le monde des adultes, on n'a pas envie que les autres nous disent quoi faire, et dans quelle position.
Partons donc de cette relation ambivalente entre la sexualité et la connaissance. Ici, tu fais face à deux pentes glissantes : refuser de savoir (parce qu'on ne peut pas savoir) ou prétendre tout savoir (ou prétendre en savoir suffisamment). Je n'écris pas « pentes glissantes » à la légère : dans les deux cas, il y a de quoi se pourrir l'existence. Bien sûr qu'on peut savoir et apprendre des choses sur la sexualité ! Bien sûr qu'on voudrait tout savoir ! D'ailleurs, comment ne pas comprendre qu'à ton âge on ait envie de se faire une place dans le monde !
Je suis sûre que, dans ton entourage, tu ne manques pas de spécimens adultes englués dans leurs certitudes. Cette obsession pour les identités fixes traverse la société entière. Il faudrait avant tout choisir son camp : homme ou femme, trans- ou intersexe, homo ou hétérosexuel, bi- ou asexuel, dominant ou dominé…

Personnellement, je trouve que se fixer dans une catégorie est un mauvais service à se rendre. Choisir, c'est renoncer. Et même si tu t'autotamponnes « pansexuel » sur le front, tu te coupes des possibilités. Surtout, tu considères ta sexualité comme un point fixe plutôt que comme une trajectoire. Bien sûr, être dans une catégorie, c'est sécurisant. C'est confortable, on apprend trois bricoles techniques qui fonctionnent à peu près (laisse-moi deviner : pénétration, fellation, cunnilingus), et hop, vogue le navire ! L'affaire sexuelle est réglée. Un peu comme si quelqu'un disait : j'ai lu trois livres, c'est bon, l'affaire littéraire, je connais.

Laisser les fenêtres grandes ouvertes

Moi, je crois qu'on peut apprendre à se connaître dans le mouvement, en se laissant des marges larges comme des autoroutes. La sexualité n'aime pas se faire enfermer, et la tienne pourrait bien durer encore huit ou dix décennies (oui, je suis optimiste). Tu ne souhaites sans doute pas rester immobile dans ta carrière, dans tes amitiés, dans tes loisirs. En matière de sexualité, c'est la même chose. Si tu t'en sens capable, garde les fenêtres de ta sexualité grandes ouvertes – et cela vaut aussi pour les fenêtres sexuelles des voisins.

Une lesbienne ne fait pas forcément ceci ou cela.

Un homme ne pense pas forcément ceci ou cela.

En acceptant que les autres soient radicalement libres de leurs propres trajectoires, qu'ils soient radicalement libres d'être en désaccord avec ce que tu trouves juste ou naturel ou même joli, tu t'épargnes de solides déceptions.

Évidemment, se ménager des espaces d'indéfinition ne signifie pas qu'il faille renoncer à son intériorité ou à ses intérêts. Au contraire. Un paquet d'individus, notamment ceux qui t'aiment, essaieront de te convaincre de t'« effacer », de te « gommer » : l'amour consisterait à s'oublier, le plaisir se trouverait dans la dissolution, le bon amant se comporterait avec abnégation, les jolies filles s'ignorent... À chaque fois qu'on te demande de te faire passer au second plan, on peut t'imposer des opinions ou des pratiques qui ne sont pas les tiennes. Comme c'est commode !

Résister aux tentatives de contrôle

Désolée d'avance, mais je vais le formuler brutalement : en l'état actuel de notre culture sexuelle, ton corps est à la fois le plus désirable et le plus vulnérable. C'est une combinaison dangereuse. Cela signifie qu'il y aura quantité de gourous, de pygmalions, d'initiatrices et de profiteurs qui prétendront « s'occuper de toi » (ben tiens). Cela signifie aussi que la victime idéale d'abus, c'est toi – et que les personnes les plus susceptibles de vouloir contrôler ta sexualité font partie de ton entourage (famille, potes, petites amies, petits amis). Je sais que c'est dur à entendre, mais tu dois l'entendre. Je te supplie donc de soigner ta dignité... en ne laissant personne t'expliquer ce qui constitue ta dignité personnelle – sinon c'est encore une manipulation. Tu peux être digne dans un monastère ou à quatre pattes, à condition d'y consentir, et d'avoir réfléchi aux raisons de ton consentement (on peut dire oui par enthousiasme, par haine de soi, par lucidité ou manque de lucidité).

Cet « égoïsme » ne va pas de soi. Surtout quand on est le bon gars, chevaleresque. Surtout quand on est la fille chérie, valorisée quand elle se met au service des autres. On t'a certainement répété que l'égoïsme était un comportement d'enfant gâté méprisable. Je te propose ma définition : l'égoïsme ne consiste pas à se considérer comme *au-dessus* des autres, mais à faire passer ses intérêts *avant* ceux des autres. La première bienveillance, tu la dois à ton propre corps (et, avec lui, à tes fantasmes, tes limites, tes recoins de plaisir ou de douleur).

Être égoïste et bienveillant

On t'a toujours demandé de ne pas te prendre au sérieux ? En matière de sexualité, prends-toi au sérieux. Tu n'as pas besoin de « mériter » ce respect de ta personne et de ton corps : tu es un être humain, le respect t'est dû – point barre, non négociable, emballé-pesé. Même si tu te considères comme nul ou nulle, même si tu as commis des actes moches, même si tes préférences ne sont pas banales, même si tu es raide amoureux ou amoureuse, tes opinions et ton ressenti sont valides. C'est ta sexualité. Tu peux la partager avec d'autres, mais elle t'appartient. En conséquence de quoi tu es prioritaire, et cette petite voix intérieure doit absolument être écoutée (y compris quand elle te suggère que la sexualité, en fait, tu t'en fiches). Cette revendication obstinée de tes intérêts est nécessaire pour désirer, consentir, accepter le plaisir, communiquer, construire des relations. Cet égoïsme n'ampute pas ton potentiel d'amour, il l'augmente et le sublime. Tu auras plus de choses à offrir si tu t'es laissé de l'espace pour grandir. Tu sauras mieux respecter l'intégrité de tes partenaires si tu respectes ta propre intégrité. Pour résumer mon propos : le défi va consister à imposer ta liberté et ta dignité 1) aux autres (ceux qui t'aiment, ceux qui ne t'aiment pas) ; 2) à toi-même (ce n'est pas toujours le plus facile) ; 3) à ceux qui prétendent mieux savoir – auquel cas je te convie à t'entraîner dès maintenant... en étant en désaccord avec cette lettre.

MIXTE
Papier issu de
sources responsables
FSC® C007507

Département éditorial Art de vie
Responsable d'édition : Laure Aline
Éditrice : Anne-Laure Cognet
Conception graphique : gr20paris
Correction, relecture : Francys Gramet
Responsable de fabrication : Nathalie Voyer

Composition et photogravure : Quadrilaser
Achevé d'imprimer en janvier 2020
sur les presses de Graphycems
Dépôt légal : janvier 2020
ISBN : 978-2-7324-9170-7
Imprimé en Espagne